U0257446

天使加油站·专科护士必备丛书

移 植 护 理 必 备

主　编：王　颖　颜　霞

副主编：赵　文　李雪梅　钱慧军　米彦军

编　者：（以姓氏笔画排序）

王　颖　武警总医院器官移植研究所

王乐天　武警总医院器官移植研究所

毛　莎　武警总医院器官移植研究所

刘卫红　武警总医院妇产科

米彦军　武警北京总队第二医院

李雪梅　首都医科大学附属北京安贞医院

赵　文　天津市第一中心医院天津市器官移植重
　　　　点实验室

胡　伟　北京大学人民医院

钱慧军　北京大学人民医院

徐晓东　北京大学人民医院

颜　霞　北京大学人民医院

北京大学医学出版社

YIZHI HULI BIBEI

图书在版编目（CIP）数据

移植护理必备/王颖，颜霞主编．—北京：
北京大学医学出版社，2013.7
（天使加油站·专科护士必备丛书）
ISBN 978-7-5659-0556-8

Ⅰ.①移… Ⅱ.①王…②颜… Ⅲ.①器官移植－护理
Ⅳ.①R473.6

中国版本图书馆 CIP 数据核字（2013）第 058819 号

移植护理必备

主　　编：王　颖　颜　霞
出版发行：北京大学医学出版社（电话：010-82802230）
地　　址：（100191）北京市海淀区学院路 38 号 北京大学医学部院内
网　　址：http://www.pumpress.com.cn
E - mail：booksale@bjmu.edu.cn
印　　刷：北京瑞达方舟印务有限公司
经　　销：新华书店
责任编辑：董采萱　　**责任校对**：金彤文　　**责任印制**：苗　旺
开　　本：889mm×1194mm　1/32　**印张**：7.5　**字数**：209 千字
版　　次：2013 年 7 月第 1 版　2013 年 7 月第 1 次印刷
书　　号：ISBN 978-7-5659-0556-8
定　　价：28.00 元

出版说明

随着医学分科的不断细化，在临床护理领域，护理的专科化程度也不断提高。为了适应现阶段加强对护理人员专业化培训的需求，推动国内医院临床专业化护理骨干的培养及提高广大护理人员的业务能力和操作水平，北京大学医学出版社特邀请各专科护理领域的专家组织编写了本套丛书。丛书主要涉及临床护理技术性较强的神经科护理、骨科护理、手术室护理、急诊护理、血液净化护理、危重症护理、肿瘤科护理、移植护理等。

各分册内容分"基础问答"、"操作规程"、"实战案例"、"临床速查"四部分。

第一站 基础问答：以一问一答的形式出现，涵盖各专科护士需要掌握的基础知识，适合专业知识的重点学习和记忆。

第二站 操作规程：根据各专科特点，选取临床常用的护理操作技术，以表格或流程图形式来演示，便于护士对每项操作的要点掌握准确到位，可操作性强。

第三站 实战案例：选取临床典型的护理病例，针对病例提出问题，以启发护士的评判性思维并强化先前所学的基础知识。

第四站 临床速查：以图表形式对各专科常用的实验室检查参考值、常用药物、常用量表、专业词汇等加以归纳，方便护士在临床工作中查阅。

本丛书强调科学规范、直观明了，具有较强的实用性和指导性。版式设计轻松活泼，开本大小便于携带。

本丛书可为各级护理人员掌握专科护理知识和操作技术提供有益的指导，也可作为专科护士规范化培训和认证考核的参考书。

前　言

　　器官移植作为一种有效的治疗手段已被广泛应用，移植护理作为不可或缺的部分直接关系到患者的生存质量和生存率。许多国家制定了移植专业护士资格认证标准及考核规范。在我国，随着临床移植事业的迅速发展，迫切需要既有专业知识、专科技能又有丰富临床经验的专业护理人员。

　　《移植护理必备》一书为移植护理专科必备用书，由从事移植工作的护理专业人员编撰而成。全书内容涵盖了肝移植、儿童肝移植、肾移植、儿童肾移植、胰肾移植、心脏移植、造血干细胞移植等各类移植的相关内容。

　　编撰中结合各专科临床特点，将内容设为基础问答、操作规程、实战案例、临床速查四大部分，详细介绍了移植护理的基础理论与实践技能，更侧重临床护理观察与分析处理，特点是以经典的问答形式表述复杂的护理问题，把智慧之精华奉献给读者。本书对移植护理工作具有指导作用，可促进护理质量的提高，确保患者获得科学的护理。我们坚信本书将有助于提高移植护理的水平。

　　感谢作者们的无私奉献，他们将自己的专科知识和临床经验与大家分享。还要感谢一丝不苟的书稿审阅者，对所有的编者和审阅者付出的辛苦表示真诚的感谢。

主编　王颖

2013 年 6 月

目　录

第一站　基础问答

一、肝移植部分 ……………………………………………… (1)

1. 什么是肝移植? 肝移植可分几类? ………………… (1)

2. 什么是原位肝移植术? ……………………………… (1)

3. 什么是辅助性肝移植术? …………………………… (1)

4. 什么是活体部分肝移植? …………………………… (1)

5. 亲体肝移植有哪些优点? …………………………… (2)

6. 亲体肝移植供体的要求有哪些? …………………… (2)

7. 供肝后肝还能再生吗? ……………………………… (2)

8. 亲体肝移植术后受体可能出现的并发症有哪些? …… (2)

9. 肝移植适应证有哪些? ……………………………… (2)

10. 肝移植的相对禁忌证有哪些? ……………………… (3)

11. 肝移植的绝对禁忌证有哪些? ……………………… (3)

12. 在什么情况下肝肿瘤患者可以进行肝移植? ……… (3)

13. 肝的生理功能包括哪些? …………………………… (4)

14. 终末期肝疾病常见并发症有哪些? ………………… (4)

15. 上消化道出血的护理措施有哪些? ………………… (4)

16. 应严密观察的病情包括哪些内容? ………………… (4)

17. 三腔两囊管护理注意事项包括哪些内容? ………… (5)

18. 腹水是如何形成的? ………………………………… (5)

19. 肝性脑病分哪几期及各期特征是什么? …………… (5)

20. 什么是供肝保存性损伤? …………………………… (6)

21. 什么是肝的热缺血及热缺血时间? ………………… (6)

22. 什么是肝的冷缺血及冷缺血时间? ………………… (6)

23. 什么是肝的温缺血及温缺血时间? ………………… (6)

24. 肝移植患者的术前准备包括哪些内容? ……………… (7)

25. 肝移植术前进行的自理能力训练包括哪些内容? … (7)

26. 肝移植排异反应类型有哪些? ………………………… (7)

27. 急性排异反应最具体征性的组织学改变是什么? … (7)

28. 急性排异反应的高发期是何时? ……………………… (7)

29. 诊断急性排异反应的金标准是什么? ………………… (7)

30. 慢性排异反应的发生时间是何时? …………………… (7)

31. 如何发现排异反应? …………………………………… (8)

32. 肝移植术后最常见的病毒感染是什么? ……………… (8)

33. 肝移植术后早期有哪些比较严重的并发症? ………… (8)

34. 肝移植手术放置 T 管的目的是什么? ………………… (8)

35. 肝移植术后的主要胆道系统并发症是什么? ………… (8)

36. 移植肝功能不全的主要临床表现是什么? …………… (8)

37. 肝移植术后早期出现黄疸的原因是什么? …………… (8)

38. 为什么肝移植术后血糖升高? ………………………… (8)

39. 为什么移植术后的大部分患者需要注射胰岛素? … (9)

40. 高血糖的危害有哪些? ………………………………… (9)

41. 低血糖的危害有哪些? ………………………………… (9)

42. 肝移植术后患者为什么有时会出现少尿? …………… (9)

43. 肝移植术后早期患者应保持何种体位? ……………… (10)

44. 肝移植术后监测包括哪几方面内容? ………………… (10)

45. 肝移植术后腹部引流管的护理包括哪些内容? ……… (11)

46. 肝移植术后常用的免疫抑制剂有哪些? ……………… (11)

47. 什么叫"全血药物谷浓度"? 有什么用途? ………… (12)

48. 肝移植术后患者如何正确服用他克莫司 (FK506)? (12)

49. 服用他克莫司 (FK506) 的副作用有哪些? ………… (12)

50. 环孢素导致的不良反应有哪些? ……………………… (12)

51. 长期大剂量应用激素引起的主要不良反应有哪些? … (13)

52. 肝移植术后肝功能多长时间恢复? …………………… (13)

53. 肝移植术后的饮食原则有哪些? ……………………… (13)

54. 肝移植术后如何预防感染? …………………………… (13)

55. 肝移植患者出院前健康宣教包括哪些内容？ ………… (14)

二、儿童肝移植部分 ……………………………………… (15)

1. 儿童肝移植有哪些特殊的适应证？ …………………… (15)
2. 儿童终末期肝病肝移植的最佳时期是何时？ ………… (15)
3. 儿童肝移植的禁忌证有哪些？ ………………………… (15)
4. 儿童肝移植领域所取得的用于扩大供体范围、减少
   等待肝移植人数的外科技术改进有哪些？ ………… (15)
5. 儿童肝移植后导致死亡和发病的最常见病因是什么？ …… (16)
6. 儿童肝移植后急性排斥反应的临床表现有哪些？ …… (16)

三、肾移植部分 …………………………………………… (17)

1. 肾移植接受者应具备哪些条件？ ……………………… (17)
2. 活体亲属供肾的优点有哪些？ ………………………… (17)
3. 活体供肾的禁忌证有哪些？ …………………………… (17)
4. 肾移植的禁忌证有哪些？ ……………………………… (17)
5. 什么是淋巴毒交叉试验？ ……………………………… (17)
6. 移植肾放在受者的什么位置？ ………………………… (18)
7. 肾移植术后感染的症状和体征有哪些？ ……………… (18)
8. 肾的生理功能有哪些？ ………………………………… (18)
9. 肾移植排斥反应的类型有哪些？ ……………………… (18)
10. 超急性排斥反应的发生时间是何时，以及临床表现
    有哪些？ ……………………………………………… (18)
11. 加速性排斥反应的发生时间是何时，以及临床表现有
    哪些？ ………………………………………………… (18)
12. 急性排斥反应的发生时间是何时，以及临床表现有
    哪些？ ………………………………………………… (19)
13. 慢性排斥反应的发生时间是何时，以及临床表现有
    哪些？ ………………………………………………… (19)
14. 排斥反应的护理包括哪些内容？ ……………………… (19)
15. 肾移植术后多尿期的护理包括哪些内容？ …………… (20)
16. 肾移植术后常见外科并发症有哪些？ ………………… (20)
17. 移植肾破裂的原因及临床表现有哪些？ ……………… (20)

18. 移植肾破裂的预防及护理要点有哪些? …………………(21)

19. 肾移植术后泌尿系统常见并发症有哪些? …………(21)

20. 尿瘘的护理要点有哪些? …………………………(21)

21. 应用环孢素时应注意哪些事项? …………………(21)

22. 移植肾活检术后护理应该注意什么? ……………(22)

23. 如何预防肾移植术后肿瘤的发生? ………………(22)

24. 肾移植术后哪些药物应尽量避免使用? 哪些药物需要
    在医生指导下使用? ……………………………(23)

25. 肾移植术后如何才能减少感染的发生? …………(23)

26. 肾移植术后患者有何禁忌? ………………………(23)

27. 肾移植术后患者应注意哪些问题? ………………(24)

四、儿童肾移植部分 ……………………………………(24)

1. 什么是儿童肾移植? ………………………………(24)

2. 儿童尿毒症的病因有哪些及构成比如何? ………(24)

3. 对儿童尿毒症患者是否可以行肾移植? …………(25)

4. 儿童终末期肾病 (儿童尿毒症) 患者与成人尿毒症
   患者相比在生理上存在哪些特殊性? ……………(25)

5. 儿童肾移植与成人肾移植相比在解剖上有哪些特
   殊性? ………………………………………………(25)

6. 儿童肾移植手术的适应证与禁忌证分别有
   哪些? ………………………………………………(25)

7. 儿童尿毒症患儿合并有恶性肿瘤时是否能行肾移植? ……(26)

8. 儿童肾移植受者的年龄选择问题 …………………(26)

9. 对 7 岁以下儿童行肾移植手术时需要哪些准备? …(26)

10. 儿童肾移植时年龄、体重相关问题 ………………(26)

11. 儿童肾移植手术的特点有哪些? …………………(27)

12. 儿童肾移植手术中的注意事项有哪些? …………(27)

13. 儿童肾移植受者免疫抑制剂的应用特点有哪些? …(27)

14. 儿童肾移植术后免疫药物如何选择? ……………(28)

15. 儿童肾移植后的排斥反应有哪些特点? …………(28)

16. 儿童肾移植术后最常见的并发症有哪些? ………(29)

17. 儿童肾移植术后的其他外科并发症有哪些? ……… (29)

18. 儿童肾移植治疗依从性宣教的重要性 …………… (30)

五、胰肾移植部分 ………………………………… (30)

　　1. 胰腺的解剖学知识要点 ……………………… (30)

　　2. 胰腺的生理功能有哪些? …………………… (30)

　　3. 糖尿病如何分型? …………………………… (30)

　　4. 糖尿病的急性并发症有哪些? ……………… (31)

　　5. 糖尿病的慢性并发症有哪些? ……………… (31)

　　6. 儿童、青少年多见哪一型糖尿病? ………… (31)

　　7. 糖尿病在终末期肾患者群中所占比例如何? … (31)

　　8. 胰腺移植的创始人是谁? …………………… (31)

　　9. 胰腺移植的目的是什么? …………………… (31)

　　10. 胰腺移植最重要的目的是什么? …………… (31)

　　11. 胰腺移植的适应证有哪些? ………………… (32)

　　12. 确定胰腺移植指征要综合考虑的 3 个重要因素是
　　　　什么? ……………………………………… (32)

　　13. 胰腺移植候选人的选择标准是什么? ……… (32)

　　14. 理想的胰腺供体要求有哪些? ……………… (32)

　　15. 目前胰腺移植的三种方法是什么? ………… (32)

　　16. 单独胰腺移植 (PA) 的最佳时机是什么? … (32)

　　17. 单独胰腺移植 (PA) 的适应证有哪些? …… (32)

　　18. 单独胰腺移植 (PA) 的风险是什么? ……… (33)

　　19. 单独胰腺移植 (PA) 的益处有哪些? ……… (33)

　　20. 做过肾移植的糖尿病患者能够进行胰腺移植吗? … (33)

　　21. 胰肾移植的适应证有哪些? ………………… (33)

　　22. 胰肾联合移植 (SPK) 的优势是什么? …… (33)

　　23. 胰腺移植的结果如何? ……………………… (33)

　　24. 单独胰腺移植、胰腺-肾同期移植与肾移植后胰腺移植
　　　　的禁忌证有哪些? ………………………… (34)

　　25. 患者等待胰腺移植的时候需要常规监测的项目有哪些
　　　　以及间隔时间如何? ……………………… (34)

26. 胰腺移植等待者术前评估的内容包括哪些? …… (34)

27. 移植的胰腺放置于何处? …… (35)

28. 原来的胰腺怎么办? …… (35)

29. 胰腺移植术后外分泌引流的外科方法有哪些? …… (35)

30. 肠道引流（肠内引流）的定义是什么? …… (35)

31. 肠道引流（ED）术式的优点是什么? …… (35)

32. 肠道引流（ED）术式的缺点是什么? …… (35)

33. 肠道引流（ED）术后最易出现的并发症是什么? …… (35)

34. 膀胱引流（BD）的定义是什么? …… (35)

35. 膀胱引流（BD）术式的优点是什么? …… (36)

36. 膀胱引流（BD）术式的缺点是什么? …… (36)

37. 膀胱引流（BD）术式的禁忌证有哪些? …… (36)

38. 膀胱引流（BD）术中较为常见的并发症是什么? …… (36)

39. 膀胱引流（BD）术式易引起的远期并发症是什么? …… (36)

40. 胰腺移植术后内分泌引流的外科方法有哪些? …… (37)

41. 门静脉回流术式的优点是什么? …… (37)

42. 门静脉回流术式的缺点是什么? …… (37)

43. 胰腺移植术后的常见并发症有哪些? …… (37)

44. 胰腺移植术后与手术相关的两个最主要的并发症是
什么? …… (38)

45. 移植物失功能的主要原因是什么? …… (38)

46. 胰腺移植术后血栓形成的主要原因是什么? …… (38)

47. 血栓形成的时间是何时? …… (38)

48. 血栓形成的临床表现有哪些? …… (38)

49. 静脉血栓的术中表现是什么? …… (38)

50. 血栓如何处理? …… (38)

51. 预防血栓形成的方法有哪些? …… (38)

52. 胰腺移植术后即刻、轻度的淀粉酶升高的原因是
什么? …… (39)

53. 胰腺炎的定义是什么? …… (39)

54. 胰腺炎的种类有哪些? …… (39)

55. 胰腺炎的临床表现有哪些? ……………………… (39)

56. 胰腺移植术后胰腺炎的发生时间为何时? ……… (39)

57. 移植胰腺发生胰腺炎的原因是什么? …………… (39)

58. 胰腺移植术后胰腺炎的预防方法有哪些? ……… (39)

59. 吻合口瘘在胰腺移植中常见吗? ………………… (40)

60. 吻合口瘘如何治疗? ……………………………… (40)

61. 尿瘘严重吗? ……………………………………… (40)

62. 脓毒血症在胰腺移植中常见吗? ………………… (40)

63. 移植胰腺需监测哪些化验指标? ………………… (40)

64. 胰腺移植后的排斥反应首先累及的部分是哪里? … (40)

65. 胰腺移植后排斥反应出现的时间是何时? ……… (41)

66. 胰腺移植术后排斥反应的表现有哪些? ………… (41)

67. 临床上诊断急性排斥反应的主要方法有哪些? … (41)

68. 确定胰腺移植排斥反应的金标准是什么? ……… (41)

69. 急性排斥反应易发展为慢性排斥反应的前提是
    什么? …………………………………………… (41)

70. 胰腺移植的慢性排斥反应的定义是什么? ……… (41)

71. 胰腺移植后慢性排斥反应的发生时间为何时? … (42)

72. 胰腺移植后慢性排斥反应典型的临床演变过程是
    什么? …………………………………………… (42)

73. 移植胰腺慢性排斥反应的检查有何显示? ……… (42)

74. 发生慢性排斥反应的危险因素有哪些? ………… (42)

75. 移植胰腺慢性排斥反应的病理分级是什么? …… (43)

76. 经典的免疫抑制剂联合用药方案是什么? ……… (43)

77. 他克莫司 (FK506) 用于胰腺移植的优势有哪些? … (44)

78. 移植肾功能如何监测? …………………………… (44)

79. 移植胰腺功能如何监测? ………………………… (44)

80. 胰腺移植如何影响糖尿病的长期并发症? ……… (44)

81. 胰腺移植的效价比如何? ………………………… (44)

82. 亲属活体胰腺移植 (LDPT) 供体的好处有哪些? … (44)

83. LDPT 的主要适应证有哪些? …………………… (45)

84. LDPT 供者选择的一般标准是什么? ……………… (45)

85. LDPT 供者选择的特殊标准有哪些? ……………… (45)

86. LDPT 供者的并发症有哪些? ……………… (46)

87. 器官共享联合网络 (UNOS) 胰腺移植的等待时间是
多久? ……………………………………………… (46)

88. 供胰切取时的注意事项有哪些? ……………… (46)

89. 胰腺、肾的平均冷缺血时间为多长? ……………… (46)

六、心脏移植部分 …………………………………………… (46)

1. 心脏移植有几种手术方法? ……………………… (46)

2. 心脏移植的心肌保护分几个阶段? ……………… (46)

3. 心脏移植术前做移植相容性的检测包括哪些项目? …… (47)

4. 移植术后远期主要的致死原因是什么? ………… (47)

5. 心脏移植后急性右心衰竭的发生原因是什么? …… (47)

6. 心脏移植的适应证有哪些? ……………………… (47)

7. 心脏移植的绝对禁忌证有哪些? ………………… (48)

8. 心脏移植的相对禁忌证有哪些? ………………… (48)

9. 什么是脑死亡? …………………………………… (48)

10. 脑死亡的判定标准是什么? ……………………… (48)

11. 供心大小的选择以移植后的供心能满足受体作功的
需要为准则,该准则有哪三条依据? ………… (49)

12. 供心缺血时间为多长? …………………………… (49)

13. 常用的免疫抑制剂有哪些? ……………………… (49)

14. 哪种药物是最常用的免疫抑制剂? 它的副作用有
哪些? ……………………………………………… (49)

15. 心脏移植受者的术前准备包括哪些内容? ……… (50)

16. 供体在取心之前有哪些准备? …………………… (50)

17. 供体心脏选择的标准是什么? …………………… (50)

18. 移植的心脏与日常接受心脏手术的心脏有何不同? … (51)

19. 为什么心脏移植后容易发生右心衰竭? ………… (51)

20. 心脏移植术后的并发症有哪些? ………………… (51)

21. 患者发生急性排异反应时有哪些临床表现? …… (52)

22. 患者发生慢性排异反应时有哪些临床表现? ············ (52)

23. 心脏移植术前护理包括哪些内容? ················· (52)

24. 心脏移植术后护理包括哪些内容? ················· (53)

25. 移植术后如何预防感染以及相关的护理措施有哪些? ··· (55)

26. 隔离病房及物品的准备 ····················· (56)

27. 心脏移植术后最容易导致死亡的早期并发症是

　　什么? ······························· (57)

28. 排异反应分哪几类? ······················· (57)

29. 急性排异反应如何诊断? ···················· (57)

30. 移植物冠状血管病的病理改变是什么? 其可能的发病

　　机制是什么? ·························· (58)

七、造血干细胞移植部分 ························· (58)

1. 造血干细胞移植方式有哪几种? ················· (58)

2. 造血干细胞来源有几种? ···················· (58)

3. 造血干细胞移植患者如何进行药物淋浴? ··········· (59)

4. 药物淋浴患者出现晕厥、虚脱的处理方法有哪些? ··· (59)

5. 工作人员进入层流室的基本步骤有哪些? ··········· (59)

6. 造血干细胞移植患者日常如何进行口腔护理? ········ (59)

7. 造血干细胞移植患者出现口腔真菌早期感染如何

　　处理? ······························· (60)

8. 造血干细胞移植患者日常鼻腔护理方法有哪些? ······· (60)

9. 造血干细胞移植患者日常肛周护理方法有哪些? ······· (60)

10. 造血干细胞移植患者层流室内日常皮肤护理方法有

　　哪些? ······························· (60)

11. 造血干细胞移植患者出现口腔溃疡时常用的护理方法

　　有哪些? ···························· (60)

12. 造血干细胞移植患者日常眼部护理方法有哪些? ······ (61)

13. 造血干细胞移植前患者输注白消安突发癫痫发作的

　　急救措施有哪些? ······················ (61)

14. 造血干细胞移植患者中心静脉插管出现气胸时的急救

　　措施有哪些? ·························· (62)

15. 双腔锁骨下中心静脉插管日常维护的注意事项有
    哪些? ·· (62)

16. 中心静脉导管输液时发生空气栓塞的急救措施有
    哪些? ·· (63)

17. 中心静脉导管堵塞如何处理? ··················· (63)

18. 中心静脉导管误插入动脉如何处理? ·········· (64)

19. 中心静脉导管渗液如何处理? ··················· (64)

20. 如何预防中心静脉插管出现炎性反应? ········ (65)

21. 中心静脉插管出现炎性反应时如何处理? ····· (65)

22. 造血干细胞移植患者带有中心静脉插管时药浴应如何
    处理? ·· (66)

23. 造血干细胞移植患者出现大量腹泻时的护理要点有
    哪些? ·· (66)

24. 造血干细胞移植患者肛周外痔的护理要点有哪些? ··· (67)

25. 造血干细胞移植患者出现黄疸时的护理要点有
    哪些? ·· (67)

26. 造血干细胞移植患者出现腹水的护理要点有哪些? ··· (68)

27. 造血干细胞移植患者突发便血时应如何处理? ········ (69)

28. 造血干细胞移植患者出现皮肤损伤的护理方法有
    哪些? ·· (69)

29. 造血干细胞移植患者输液时出现过敏性休克的护理
    措施有哪些? ·· (70)

30. 造血干细胞移植患者静脉输注甲氨蝶呤（MTX）时
    如何护理? ··· (71)

31. 造血干细胞移植患者静脉输注环孢素 A（CsA）时的
    护理措施有哪些? ··································· (72)

32. 造血干细胞移植患者静脉输注阿糖胞苷的护理措施有
    哪些? ·· (72)

33. 输注造血干细胞的护理措施有哪些? ············ (73)

34. 自体造血干细胞解冻的护理方法有哪些? ······· (74)

35. 采集骨髓血过程中如何预防血凝块的发生? ········· (75)

36. 造血干细胞移植患者放疗后出现高热如何处理? ……(75)

37. 造血干细胞移植患者放疗前皮肤如何护理? …………(76)

38. 造血干细胞移植患者放疗后皮肤如何护理? …………(76)

39. 造血干细胞移植患者皮下注射出现血肿时如何
    处理? ………………………………………………(77)

40. 自体造血干细胞移植患者回输干细胞时出现恶心、
    呕吐如何处理? ……………………………………(77)

41. 造血干细胞移植患者出现出血性膀胱炎时如何处理? …(78)

42. 造血干细胞移植患者出血性膀胱炎终末消毒的处理
    方法有哪些? ………………………………………(79)

43. 造血干细胞移植患者皮肤大面积剥脱如何处理? ……(79)

44. 造血干细胞移植患者出现静脉炎时如何处理? ………(80)

45. 造血干细胞移植患者注射阿糖胞苷出现高热时如何
    处理? ………………………………………………(80)

46. 造血干细胞移植患者输注抗胸腺细胞球蛋白 (ATG)
    如何处理? …………………………………………(81)

47. 造血干细胞移植患者输注环磷酰胺的护理方法有
    哪些? ………………………………………………(82)

48. 造血干细胞移植患者紫外线灼伤皮肤时的处理方法有
    哪些? ………………………………………………(83)

49. 造血干细胞移植患者血小板降低时如何护理? ………(83)

50. 造血干细胞移植患者白细胞$\leqslant 1.0 \times 10^9/L$时如何
    处理? ………………………………………………(83)

51. 造血干细胞移植患者口腔溃疡的处理方法有哪些? …(84)

52. 造血干细胞移植患者白细胞"零"期的护理措施有
    哪些? ………………………………………………(84)

53. 造血干细胞移植患者输液港式中心静脉插管的护理
    要点有哪些? ………………………………………(86)

54. 患者出现肝静脉阻塞综合征 (VOD) 时的护理要点有
    哪些? ………………………………………………(86)

55. 患者出现肝静脉阻塞综合征伴腹水时的护理要点有

哪些？ …………………………………………………… (87)

56. 患者出现肝静脉阻塞综合征伴黄疸时的护理要点有
　　哪些？ …………………………………………………… (88)

57. 世界卫生组织（WHO）对口腔黏膜炎如何分级？ …… (88)

58. 移植物抗宿主病的主要表现有哪些？ ………………… (88)

59. 输注血小板的注意事项有哪些？ ……………………… (89)

60. 库存血输注的正确方法是怎样的？ …………………… (89)

第二站　操作规程

一、基本技能 ……………………………………………… (91)

　1. 备皮护理操作技术 ……………………………………… (91)

　2. 监护仪操作 ……………………………………………… (92)

　3. 中心静脉压监测 ………………………………………… (94)

　4. 无创血压监测 …………………………………………… (95)

　5. 有创动脉血压监测 ……………………………………… (96)

　6. 注射泵操作 ……………………………………………… (98)

　7. 输液泵操作 …………………………………………… (100)

　8. ZNB - XY1 营养型输液泵（鼻饲泵） ……………… (101)

　9. 动脉采血技术 ………………………………………… (102)

　10. 中心静脉输液通路护理 ……………………………… (104)

　11. 经外周静脉置入的中心静脉导管（PICC）置管
　　　护理 ………………………………………………… (105)

　12. 经外周静脉置入的中心静脉导管（PICC）维护
　　　技术 ………………………………………………… (108)

二、肝肾移植部分 ……………………………………… (111)

　1. T 形管引流的护理 …………………………………… (111)

　2. 腹带包扎护理操作技术 ……………………………… (112)

　3. 肝穿刺术护理配合操作技术 ………………………… (113)

　4. 更换引流袋护理操作技术 …………………………… (114)

　5. 三腔两囊管护理 ……………………………………… (115)

三、心脏移植部分 ……………………………………… (117)

 1. 更换引流瓶底液护理操作技术 ……………… (117)

 2. 吸痰操作技术 ……………………………… (118)

 3. 除颤仪操作技术 …………………………… (119)

 4. 简易呼吸器操作技术 ……………………… (120)

四、造血干细胞移植部分 ……………………… (121)

 1. 中心静脉导管输液技术 …………………… (121)

 2. 中心静脉导管封管技术 …………………… (123)

 3. 造血干细胞移植患者骨髓血输注的护理 … (125)

 4. 中心静脉导管伤口换药技术 ……………… (126)

 5. 紫外线治疗仪的使用 ……………………… (128)

 6. 生物安全柜的使用 ………………………… (129)

 7. 水平层流洁净台的使用 …………………… (131)

第三站 实战案例

一、肝移植部分 ………………………………… (133)

 案例一、肝性脑病患者的护理 ……………… (133)

 案例二、肝移植患者术后并发症的护理……… (134)

 案例三、呕血患者的护理 …………………… (135)

 案例四、腹水患者的护理 …………………… (136)

 案例五、肝移植患者术前、术后护理……… (137)

 案例六、肝移植术后化疗患者的护理……… (139)

二、肾移植部分 ………………………………… (141)

 案例一、肾移植患者术后并发症的护理……… (141)

 案例二、肾移植患者术前、术后护理……… (142)

 案例三、肾移植患者术后护理 ……………… (144)

 案例四、肾移植患者出现急性排斥反应的护理 …… (144)

三、胰肾联合移植 ……………………………… (146)

 案例一、糖尿病患者并发症的护理 ………… (146)

 案例二、胰肾联合移植患者的引流护理……… (147)

 案例三、胰肾联合移植术后患者发生胰腺炎时的护理 …… (149)

 案例四、胰肾联合移植术后患者发生排斥反应的护理 …… (150)

四、心脏移植部分 …………………………………………… (151)

  案例一、心脏移植患者的术前护理 ……………………… (151)

  案例二、心脏移植术后并发症的护理（一） ……………… (153)

  案例三、心脏移植术后并发症的护理（二） ……………… (154)

  案例四、心脏移植术后并发症的护理（三） ……………… (155)

  案例五、心脏移植术后并发症的护理（四） ……………… (156)

五、造血干细胞移植部分 …………………………………… (156)

  案例一、造血干细胞移植患者口腔黏膜炎的护理 ………… (156)

  案例二、造血干细胞移植患者皮肤损害的护理 …………… (158)

  案例三、造血干细胞移植患者出血性膀胱炎的护理 ……… (160)

  案例四、并发弥散性血管由凝血患者行造血干细胞移植的

    护理 ………………………………………………… (162)

  案例五、造血干细胞移植患者并发急性移植物抗宿主病的

    护理 ………………………………………………… (165)

  案例六、造血干细胞移植患者的肛周护理 ……………… (166)

第四站　临床速查

一、肝移植部分 ……………………………………………… (169)

  1. 肝移植术前、术后常用实验室检查参考值 …………… (169)

  2. 肝移植术后免疫抑制剂血药浓度参考值 ……………… (172)

  3. 肝移植常用药物种类及副作用 ………………………… (172)

  4. 常用专科医学词汇中英文对照 ………………………… (176)

二、肾移植部分 ……………………………………………… (180)

  1. 肾移植常用实验室检查参考值 ………………………… (180)

  2. 常用免疫抑制药物种类及副作用 ……………………… (182)

  3. 肾移植常用医学词汇中英文对照 ……………………… (186)

三、心脏移植部分 …………………………………………… (190)

  1. 心脏移植资料速查 ……………………………………… (190)

  2. 心肌急性排异反应分级法 ……………………………… (196)

  3. 术前右心导管压力测定和判断 ………………………… (196)

  4. 免疫抑制剂的主要毒副作用 …………………………… (197)

  5. 心脏移植术后环孢素血药浓度指标 ……………………（200）

  6. 常用专科医学词汇中英文对照 ……………………（201）

四、造血干细胞移植部分 ……………………（205）

  1. 造血干细胞移植常用实验室检查参考值 ……………（205）

  2. 造血干细胞移植常用免疫抑制剂药物种类及副作用 …（211）

  3. 常用专科医学词汇中英文对照 ……………………（213）

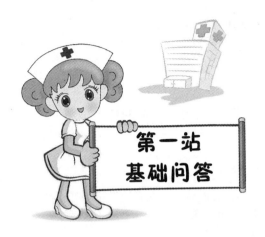

第一站
基础问答

一、肝移植部分

1. 什么是肝移植？肝移植可分几类？

答：肝移植是指对于患终末期肝病患者，通过手术植入一个健康的肝，使患者肝功能得到良好恢复。

通常肝移植可分三类：原位肝移植、异位肝移植（辅助性肝移植）、活体部分肝移植。

2. 什么是原位肝移植术？

答：将供肝移植到受体肝原来解剖位置的方法。

3. 什么是辅助性肝移植术？

答：指在保留受体全部或部分肝的前提下，原位或异位植入部分肝或全部肝的手术方法，多适用于肝功能有可能在短期内恢复的急性肝病患者，如急性重型肝炎等。多数情况下待受体病肝功能恢复后再切除移植肝。

4. 什么是活体部分肝移植？

答：活体部分肝移植是指从健康人体上切取部分肝作为供肝移植给患者的手术方式。如果捐肝人和接受肝的人之间有血缘关系，又称亲体肝移植。

5. 亲体肝移植有哪些优点?

答:缩短等待供体的时间,移植效果较好。若为亲属提供肝,排斥概率小,免疫抑制剂用量少,且高血压、高血脂的发生率低。

6. 亲体肝移植供体的要求有哪些?

答:(1)必须是健康成人,并且有能力理解该手术过程及可能的并发症。

(2)供体年龄最好在 18~55 岁。

(3)必须是自愿捐献,与受者应有情感或血缘关系并且都能遵守短期和远期随访要求。

总的来说,供体应该没有医学、情感或者心理上影响手术的潜在疾病。

7. 供肝后肝还能再生吗?

答:可以再生,通常供者的残余肝在术后 2~3 个月再生至原肝大小。

8. 亲体肝移植术后受体可能出现的并发症有哪些?

答:(1)移植肝血流障碍

(2)胆道系统并发症

(3)排斥反应

(4)感染

9. 肝移植适应证有哪些?

答:(1)肝实质性疾病:包括肝炎后肝硬化、急性肝功能衰竭、酒精性肝硬化、自身免疫性肝炎、先天性肝纤维性疾病、多发性肝囊肿、布-加综合征等。

(2)胆汁淤积性疾病:包括先天性胆管闭锁行 Kasai 手术后无效的患者,肝内广泛胆管囊状扩张症、肝内胆管闭锁症、原发性胆汁性肝硬化、硬化性胆管炎、家族胆汁淤积病、广泛肝内结石、继发性胆汁性肝硬化等。

(3)先天性代谢障碍性疾病:包括肝豆状核变性、抗胰蛋白酶缺乏症、酪氨酸血症、血色素沉积症、乳蛋白酶血症、糖原累积综合征、家族性非溶血性黄疸、原卟啉血症、Ⅱ型高脂蛋白血症、家族性铁累积性疾病、血友病 A、血友病 B。

（4）肝肿瘤

1）肝良性肿瘤：包括肝巨大血管瘤、肝多发性腺瘤病、切除后残肝不能维持患者生存者。

2）肝恶性肿瘤：原发性肝恶性肿瘤，包括肝细胞癌、胆管细胞癌、胆血管内皮肉瘤、肝囊腺癌、平滑肌肉瘤、黑色素瘤等范围广泛或伴有重度肝硬化而胆外尚无转移者。

10. 肝移植的相对禁忌证有哪些?

答：（1）年龄＞60 岁。

（2）有严重心肺疾病、高血压、糖尿病、脑血管硬化。

（3）肾功能不全，如肝肾综合征。仅为功能性肾功能不全者，可单行肝移植；如已伴有器质性肾功能不全，则应做肝肾联合移植。

（4）肝内胆道感染。

（5）有精神病史。

（6）门静脉血栓或栓塞，若未累及肠系膜上静脉，发生时间较短，仍可考虑肝移植。

11. 肝移植的绝对禁忌证有哪些?

答：（1）存在难以控制的全身性感染（包括细菌、真菌、病毒感染）。

（2）存在难以戒除的酗酒或药物依赖。

（3）患有不可逆脑组织损害。

（4）肝外存在难以根治的恶性肿瘤。

（5）有难以控制的心理障碍或精神疾病。

（6）除肝以外的生命重要器官（如心、肺、肾）功能不全或衰竭（不排除此类患者可以行多脏器联合移植的可能）。

12. 在什么情况下肝肿瘤患者可以进行肝移植?

答：对无法行肝癌切除术并且没有肝外远处转移的原发

性肝癌患者可以实施肝移植。术前评估包括超声检查，胸部和腹部、骨盆的 CT 或 MRI 扫描，骨扫描和甲胎蛋白水平检测。可以接受肝移植的肝肿瘤患者，若为单发肿瘤，则直径 <5cm；若有 2 个或 3 个肿瘤，则直径均 <3cm 或局限在一个肝叶内。>5cm 或分布于两叶或出现肝外转移的肿瘤患者不适合接受肝移植。如果肝肿瘤患者在等待肝移植，应每 3 个月重新评估一次。

13. 肝的生理功能包括哪些？

答：①糖代谢；②蛋白质代谢；③脂肪与糖代谢；④热量的产生；⑤维生素、激素代谢；⑥解毒功能；⑦防御功能；⑧调节血液循环量；⑨制造凝血因子；⑩再生能力。

14. 终末期肝疾病常见并发症有哪些？

答：①腹水；②原发性细菌性腹膜炎；③水、电解质紊乱；④肾功能不全；⑤肺性脑病；⑥曲张静脉破裂出血；⑦营养不良。

15. 上消化道出血的护理措施有哪些？

答：（1）安静卧床，保温，防止着凉或过热，避免搬动，呕血时应立即将患者头偏向一侧，以免血液呛入气管而造成窒息。

（2）给予精神安慰，解除患者恐惧心理。

（3）立即建立多条静脉通路。

（4）应用止血措施。

（5）饮食护理，在呕血、恶心、呕吐和休克的情况下应禁食。

（6）做好口腔和皮肤的护理，防止发生压疮。

16. 应严密观察的病情包括哪些内容？

答：（1）注意测量体温、脉搏、血压的变化，记录 24 小时出入水量。

（2）注意呕吐物及粪便的性状、量及颜色。

（3）如有了出血性休克，可按休克患者常规护理。

（4）根据医嘱灌肠，以减少氨的产生和吸收。

（5）对于门静脉高压引起的食管胃底静脉曲张且破裂出血患者，应密切观察昏迷的前驱症状。

17. 三腔两囊管护理注意事项包括哪些内容？

答：（1）24 小时后应放气数分钟后再注气加压，以免食管-胃底黏膜受压过久导致黏膜糜烂和缺血性坏死。

（2）定时检查气囊压力，以防压力不足达不到止血目的，或压力过高而压迫组织引起坏死。

（3）防止三腔管脱落和气囊破损。发现破损后应立即将气囊内气体抽尽拔出三腔管，否则可因管子上提，气囊压紧气管发生呼吸困难或窒息。

（4）鼻腔保持清洁湿润，向插管侧鼻腔内滴入液体石蜡，每日 3 次，保护鼻腔黏膜。不要随便移动三腔管。

（5）定时抽吸胃内液体和血液，以减少吸收，避免诱发肝性脑病，并观察有无继续出血。

（6）上唇涂润滑剂，以防干裂。

（7）三腔管放置 48～72 小时后可抽出气囊内气体，再观察 12～48 小时可拔管，拔管前先口服液体石蜡 20～30ml 润滑黏膜和管外壁，拔管动作应缓慢、轻巧。三腔管一般压迫 72 小时，若出血不止，可适当延长时间。

（8）对于昏迷患者，可将囊内气体放出后保留三腔管，从胃管内注入流质饮食和药物，要注意呼吸道顺畅。

18. 腹水是如何形成的？

答：门静脉高压、体液从肝和肠道漏出、静脉保存体液的能力下降、肾内液体滞留和肝调节体液能力下降，都可以导致体液在腹腔内积聚，从而引起腹水。

19. 肝性脑病分哪几期及各期特征是什么？

答：肝性脑病分为Ⅰ期（前驱期）、Ⅱ期（昏迷前期）、Ⅲ期（昏睡期）、Ⅳ期（昏迷期）。

（1）Ⅰ期（前驱期）的特征：轻度性格改变和行为失常，

如欣快激动或淡漠少语、衣冠不整或随地便溺，可有扑翼样震颤，但脑电图多数正常。

（2）Ⅱ期（昏迷前期）的特征：嗜睡和兴奋交替出现，昼睡夜醒、意识错乱、行为异常，定向力和理解力减退，语言和书写发生障碍，有扑翼样震颤、病理反射阳性，脑电图异常。

（3）Ⅲ期（昏睡期）的特征：以昏睡和神经错乱为主，大部分时间呈昏睡状态，可被唤醒，神志不清，出现幻觉、扑翼样震颤及病理反射阳性，脑电图异常。

（4）Ⅳ期（昏迷期）的特征：神志完全丧失，不能唤醒，可有或无痛觉反射，扑翼样震颤消失，脑电图明显异常。

20. 什么是供肝保存性损伤？

答：供肝保存性损伤是一个笼统的名称，包括从获取供肝开始到移植入受体内重新建立起肝血液循环的全过程中，在任何时间和任何环节发生的肝细胞损伤。其中主要有肝血液循环中断时的热缺血损伤、冷灌注时的冷缺血液损伤以及血液循环重新恢复后的再灌注损伤。

21. 什么是肝的热缺血及热缺血时间？

答：器官在未降温时的缺血或血流中断称为热缺血。从肝缺血开始到肝明显温度降低（即冷缺血开始）的时间间隔称为热缺血时间。

22. 什么是肝的冷缺血及冷缺血时间？

答：保存的器官在低温时（0～4℃）的缺血称为冷缺血。从冷缺血开始至肝从低温保存液中取出准备供体移植的时间间隔（整个过程中器官都在低温环境下）称为冷缺血时间。

23. 什么是肝的温缺血及温缺血时间？

答：器官离开低温保存环境时缺乏血液灌注或没有血供称为温缺血。器官从低温保存液中取出开始至器官重新恢复血液供应的时间间隔称为温缺血时间。

24. 肝移植患者的术前准备包括哪些内容?

答:(1)心理准备。

(2)检查重要脏器功能。

(3)纠正凝血功能障碍。

(4)肝功能支持及肝支持治疗。

(5)改善营养状况。

(6)常规准备:包括呼吸道、胃肠道、皮肤的准备及术前药物应用。

25. 肝移植术前进行的自理能力训练包括哪些内容?

答:①深呼吸训练;②咳嗽、咳痰训练;③增加肺活量训练;④体位训练;⑤床上排便训练。

26. 肝移植排异反应类型有哪些?

答:肝移植排异反应分为三种,即超急性排异反应、急性排异反应和慢性排异反应。

27. 急性排异反应最具体征性的组织学改变是什么?

答:①汇管区混合性炎症细胞浸润;②小胆管病变;③静脉内皮炎。

28. 急性排异反应的高发期是何时?

答:急性细胞排异多发生在术后 5～30 天,高峰是在术后的第一个周末。

29. 诊断急性排异反应的金标准是什么?

答:肝穿刺活组织检查被认为是诊断急性排异反应的金标准。

30. 慢性排异反应的发生时间是何时?

答:发生在原位肝移植术后 1 年之内,术后的 3～6 个月为高峰,也可发生在术后仅数周或 1 年以后。

31. 如何发现排异反应?

答:密切监测患者的病情变化,如果出现下列症状,应尽早和医生联系:皮肤、巩膜变黄,尿色变深,乏力,T 管内胆汁减少和颜色变淡,出现不明原因的低热,肝区不适、胀痛等。

32. 肝移植术后最常见的病毒感染是什么?

答:肝炎病毒[主要是乙型肝炎病毒(HBV)和丙型肝炎病毒(HCV)]以及四种疱疹病毒[巨细胞病毒(CMV)、单纯疱疹病毒(HSV)、EB 病毒和腺病毒]感染。

33. 肝移植术后早期有哪些比较严重的并发症?

答:出血(含腹腔胃肠道、胆道以及脑部出血),感染,肝动脉血栓,门静脉血栓、下腔静脉狭窄,胆漏,急性排异反应、心、脑血管意外和肝、肾功能不全等。

34. 肝移植手术放置 T 管的目的是什么?

答:胆道支撑和引流胆汁。

35. 肝移植术后的主要胆道系统并发症是什么?

答:①胆漏;②胆道狭窄;③胆泥形成。

36. 移植肝功能不全的主要临床表现是什么?

答:不同程度的昏迷、肾衰竭伴乳酸血症、持续凝血功能异常、胆汁分泌量少、谷草转氨酶(AST)和谷丙转氨酶(ALT)明显升高。

37. 肝移植术后早期出现黄疸的原因是什么?

答:由于术前肝功能失代偿,加之术中、术后输血,术后 1~2 周内可能会出现黄疸。黄疸的进程反映了移植肝再灌注后缺血性损伤的修复进程,这一进程可能需要 5~7 天;而移植肝正常工作后会使患者体内过多的胆红素排出体外,患者黄疸逐渐消退,一般在 2~4 周内恢复正常。

38. 为什么肝移植术后血糖升高?

答:(1)肝移植手术创伤巨大,创伤引起机体强烈的应激反应，结果导致术后早期血糖升高。

（2）肝移植手术中及术后早期应用大量糖皮质激素，导致糖分解代谢旺盛，从而引起血糖升高。

（3）患者服用他克莫司（FK506）、环孢素等免疫抑制剂，也会引起糖代谢异常。

（4）少数情况下，感染、排异、患者精神紧张等也会引起血糖升高。

39. 为什么移植术后的大部分患者需要注射胰岛素？

答：因为免疫抑制药物，特别是类固醇激素，还有钙离子拮抗剂，都可以导致糖尿病。

40. 高血糖的危害有哪些？

答：（1）造成尿糖增高，能源流失，机体疲乏、无力。

（2）导致心、脑神经系统的病变，也易并发各种感染。

（3）高血糖是肝移植术后远期并发症，影响受者的生存率、生存质量。

（4）高血糖使皮肤组织的糖原含量也增高，这样就给真菌、细菌感染创造了良好的环境，影响伤口愈合。

41. 低血糖的危害有哪些？

答：低血糖是指血糖浓度低于 2.77mmol/L（50mg/dl）。低血糖对人体的"摧残"可能在短暂的几个小时内发生，有时甚至是致命性的打击。因为对低血糖最敏感的组织是大脑，当血糖降低到某个数值时，神经细胞就不能得到葡萄糖的供应。如果这种状态持续十多分钟不缓解，神经细胞的活动将受到抑制，出现功能受损的表现。

42. 肝移植术后患者为什么有时会出现少尿？

答：肝移植术后患者出现少尿的原因主要有两种：一种是术中、术后大量体液丢失，而输入的液体相对不足，此时患者的中心静脉压往往低于正常，患者眼眶凹陷，皮肤干燥，机体呈现脱水状态。对于这种情况，只要补足液体，尿量就会随之增加。另外一种是由于术前肝肾综合征导致肾功能不全，加之手术中缺血，以及术后肾毒性免疫抑制药的打击，肾不能产生尿液。此时患者的中心静脉压偏高，全身水肿。对于这种情况，可通过使用利尿药增加尿量，严重时还需要通过血液透析来帮助脱水和排出毒素。

43. 肝移植术后早期患者应保持何种体位？

答：患者在手术后麻醉苏醒前保持平卧的体位状态。患者已拔出气管插管脱机呼吸时，头部偏向一侧，防止将唾液或呕吐物误吸入肺内，引起呼吸道梗阻和肺炎。患者完全清醒后可保持高 30°的斜坡卧位状态，可以使患者更为舒适，同时也有利于腹腔引流和自主呼吸锻炼，防止腹腔积液和感染，并促进肺功能恢复。术后 4～7 天内患者一般可下床；1周以后，患者可以在医生的指导下开始康复活动，这对于锻炼体能、增加呼吸深度、促进血液循环、恢复胃肠功能、增进食欲是十分有利的。

44. 肝移植术后监测包括哪几方面内容？

答：（1）呼吸功能的监测：包括动脉血气分析、经皮氧饱和度测定、呼吸频率等的监测。

（2）心血管血流动力学的监测：除了常规的血流动力学监测外，还包括热稀释法心排血量和混合静脉血氧饱和度监测。

（3）神经系统功能的监测：包括知觉水平、脑神经反射和运动及感觉功能。

（4）移植肝的监测：包括移植肝受损程度和移植肝的代谢、合成及外分泌功能的监测，此外还有肝的 B 超、CT、MRI 等影像学的检查。

（5）其他实验室检查：包括血、尿、粪三大常规，肾功能，电解质，血糖，以及与感染有关的 CMV 抗原、内毒素测定等。

（6）观察引流液的量和性质（浆液、血性或胆汁等），并保证引流通畅。

45. 肝移植术后腹部引流管的护理包括哪些内容？

答：（1）妥善固定引流管。用别针或夹子固定床上，预留适当的长度，给予翻身或活动的空间。

（2）保证引流通畅，避免扭曲、弯曲或受压，保持引流袋或引流瓶低于腰部水平，防止反流。

（3）维持良好的引流功能。每小时挤压引流 1 次，防止堵管。

（4）注意观察引流液的颜色、性状及量，并准确记录。淡红色为正常腹腔引流液颜色。腹腔引流液增多且为血性，提示腹腔有活动性出血；若为淡黄色液体，提示有腹水；若为脓性絮状物，提示腹腔有感染；若为绿色，提示有胆汁引流；若有粪渣，提示有肠瘘。若为胆道引流，正常胆汁为澄清金黄色液体，成人每日 700～1200ml。胆汁浑浊、颜色改变或出现脓性絮状物时，提示有胆道感染；胆汁有细小褐色沉淀，提示引流出碎石；若胆汁量少或清，提示肝功能较差。

（5）引流液到引流袋的一半时，予以全部倾倒，勿将引流袋脱垂于地面。

（6）保持引流管周围皮肤的清洁，及时更换敷料。每天更换无菌引流袋，每次更换时用 0.5％碘仿消毒引流管末端，严格无菌操作。

46. 肝移植术后常用的免疫抑制剂有哪些？

答：（1）基础免疫抑制剂：环孢素和他克莫司（FK506）。

（2）辅助性免疫抑制剂：吗替麦考酚酯（骁悉）、类固醇激素、抗 Tac 单抗（赛尼哌）、巴利昔单抗（舒莱）和硫唑嘌呤等。

（3）其他免疫抑制剂：抗淋巴细胞免疫球蛋白、抗胸腺细胞免疫球蛋白和单克隆抗体。

47. 什么叫"全血药物谷浓度"？有什么用途？

答：所谓的"全血药物谷浓度"是指患者服用他克莫司（FK506）等药物12小时后、在下一次服用前抽血测定的药物浓度。临床上根据全血药物谷浓度来调整药物剂量。

48. 肝移植术后患者如何正确服用他克莫司（FK506）？

答：（1）一般每天服用2次，间隔12小时。每天必须在固定时间服用。

（2）由于脂质类食物会降低他克莫司（FK506）的吸收，因此最好是在空腹时口服，即饭前至少1小时或饭后2~3小时以后服用。

（3）葡萄汁和西柚汁可以升高他克莫司（FK506）的血药浓度，故服用他克莫司（FK506）时不可饮用。

49. 服用他克莫司（FK506）的副作用有哪些？

答：（1）神经系统副作用：震颤、头痛、癫痫、四肢麻木、针刺感或疼痛、食物异味感、头晕、嗜睡、说话困难。

（2）肾副作用：血钾增高（由于肾对钾的过滤减少，可导致心律失常）、高血压、水潴留、经尿的镁丢失增加。

（3）胃肠道副作用：腹泻、恶心、食欲下降。

（4）其他副作用：颜面潮红、瘙痒、脱发、感染危险增加、高血糖。

50. 环孢素导致的不良反应有哪些？

答：（1）肾毒性是环孢素的主要不良反应，轻者表现为慢性肾功能不全，重者出现肾衰竭，可表现为肾小球血栓形成、蛋白尿、管型尿，可出现高尿酸血症、高钾血症、氮质潴留、少尿或无尿等。

（2）肝毒性主要表现为低蛋白血症、高胆红素血症、血清转氨酶升高、胆汁淤积等。

（3）神经毒性表现为震颤、感觉异常、共济失调、幻觉等症状。

（4）其他不良反应有厌食、恶心、呕吐、多毛、牙龈增生、高血压、高血脂等。

51. 长期大剂量应用激素引起的主要不良反应有哪些?

答：（1）肾上腺皮质功能亢进症，即引起水、盐、糖、蛋白质和脂肪等代谢紊乱。

（2）诱发或加重感染或促使体内潜在病灶扩散。

（3）影响伤口愈合，诱发或加重消化道溃疡，甚至可引起消化道出血或穿孔。

（4）骨质疏松和肌肉萎缩。骨质疏松多见于儿童、绝经期妇女和老人，严重时可发生自发性骨折。

（5）抑制生长激素的分泌，影响生长发育。

（6）肾上腺皮质萎缩或功能不全。

（7）中枢神经系统的兴奋性升高，可出现欣快、激动、失眠等现象。

（8）患者对激素产生依赖，如果减量太快或突然停药，可以出现反跳现象和停药症状。

52. 肝移植术后肝功能多长时间恢复?

答：正常情况下，反映肝功能的各项指标在术后平行下降，30天左右恢复到正常是移植成功的表现。

53. 肝移植术后的饮食原则有哪些?

答：（1）少食多餐。

（2）保证饮食中含有丰富的蛋白质。

（3）肉类：尽量避免吃肥肉，肉一定要煮熟。

（4）食物一定要煮熟，绝对禁止食用生的食物。

（5）少吃火锅及类似饮食。

（6）尽量避免食用烧烤、腌腊制品。

（7）注意饮食卫生。

（8）食物中毒时要尽快通知医生。

（9）葡萄柚应在医生建议下方可食用。

54. 肝移植术后如何预防感染?

答：（1）不吸烟、不喝酒。

（2）术后 6 个月内尽量不去公共场所，非去不可时要戴口罩并减少逗留时间。

（3）随气温高低适当增减衣服，气温过低时减少户外活动，外出戴口罩。

（4）讲究个人卫生，养成饭前、便后洗手的好习惯。

（5）勤洗澡，勤换内裤，注意外阴部清洁。

（6）不要接触猫、狗等小动物以免感染病毒、细菌和寄生虫。

（7）不要忽视皮肤小伤口，如擦伤、抓伤、疖肿等，一定要消毒处理。

（8）室内经常通风换气，有条件的患者可以对室内进行定期紫外线照射消毒。

55. 肝移植患者出院前健康宣教包括哪些内容?

答：（1）指导患者自我护理，测量体温、体重，定期测血压。

（2）加强营养，劳逸结合。

（3）防止感染，防止感冒。

（4）正确使用药物，不随意服用其他药物。每日按时服药非常重要，大多数的免疫抑制剂每日服用 2 次，间隔 12 小时。一些药物会随着时间减少剂量，但是为防止排斥反应的发生，需终身服药。腹泻、呕吐会影响药物的吸收，假如超过 24 小时，通知医生。抽血检查的当天，在抽取标本前不要服环孢素 A 或他克莫司（FK506），可吃其他的药物和早餐。

（5）定期看门诊，如有排斥反应或感染，直接来病房。

（6）如果是儿童，则要注意勿接受预防接种，在学校发生流行性疾病期间停止上学。

（7）T 管护理：妥善固定，每周更换 1 次引流袋。根据病情进行夹管，可餐前、餐后各夹管 1 小时或全天夹管，全天夹管时每周开放 1~2 天。

二、儿童肝移植部分

1. 儿童肝移植有哪些特殊的适应证?

答:肝移植是针对由各种急、慢性疾病引起的终末期肝衰竭的各种急、慢性肝病儿童治疗方法。

(1) 急性肝功能衰竭包括急性重型肝炎、代谢性肝疾病、先天性代谢异常和肝肿瘤。

(2) 慢性肝病中,胆道闭锁占需要做肝移植患者总数的43%~50%。

(3) 其他适应证还包括胆汁淤滞症、遗传性代谢性疾病、慢性活动性肝炎和肝硬化。

2. 儿童终末期肝病肝移植的最佳时期是何时?

答:许多儿童移植中心推荐在以下一种或几种情况出现时对儿童实行早期肝移植:①顽固性胆汁淤滞症;②门静脉高压引起的曲张静脉破裂出血;③严重的脾亢进引起的血小板减少(症);④难治性胆管炎加重;⑤肝合成功能衰竭引起的凝血紊乱和低蛋白血症;⑥严重的营养不良;⑦难治性的腹水;⑧肝性脑病;⑨高血氨血症和选择性的代谢缺陷;⑩难以接受的低质量生活(难治性瘙痒症、胆汁淤滞性疾病引起的胆汁瘤)。

3. 儿童肝移植的禁忌证有哪些?

答:儿童肝移植的绝对禁忌证非常少;相对禁忌证包括肝移植无法缓解的、严重威胁生命的肝外多器官功能衰竭,无法控制的、全身性的肝外感染,以及肝外恶性肿瘤。

4. 儿童肝移植领域所取得的用于扩大供体范围、减少等待肝移植人数的外科技术改进有哪些?

答:外科通过减小成人和尸体供肝的大小来找到适合儿童腹腔的供肝,该技术称为供肝的减体积处理。移植时保留供肝的左外叶段,去除右侧肝叶。此手术的缺点是只能使一名儿童得到移植而剩余的肝废弃，这种浪费导致了劈离式肝移植的发展。劈离式肝移植的产生使得一个供肝可以满足两个受体，较小的左外叶肝段用于儿童，而右侧肝叶用于成人或年龄较大的儿童。这种一肝两用的肝移植方法扩大了供肝的使用范围。

活体肝移植是切去父母或亲戚的左外叶或左叶肝用于移植，成功率与尸体肝移植相当而供体的发病率和病死率很低。活体肝移植的优点在于可以选择最佳的时间来治疗终末期肝病，减少并发症的发生。由于供肝取自健康的供体，因此肝的缺血损伤和总缺血时间可以降到最低。

5. 儿童肝移植后导致死亡和发病的最常见病因是什么?

答：根据器官共享联合网络（United Network of Organ Sharing，UNOS）的数据，一年的供肝存活率为75%～87%，患者生存率为81%～94%。影响发病率和死亡率的因素包括：术前肝功能衰竭程度、营养不良程度、肾功能不全程度、凝血功能紊乱和感染、移植物功能、外科并发症、感染和免疫抑制剂的副作用。在某些情形下，乙型肝炎、自身免疫性肝炎和巨细胞肝炎可以在新肝中复发。

儿童肝移植术后最重要的外科并发症是肝动脉血栓形成（hepatic artery thrombosis，HAT）、胆漏、出血和肠穿孔。HAT 是婴幼儿肝移植后常见的并发症，是儿童移植肝功能丧失的最常见原因。HAT 常合并暴发性肝功能衰竭、胆漏和晚期的胆道狭窄。胆道并发症的发生是由于胆道系统依赖于肝动脉供血。出血主要是与移植肝功能不良引起的凝血功能不良有关。肠穿孔常发生在以前有过腹部手术史的胆道闭锁婴幼儿身上。

6. 儿童肝移植后急性排斥反应的临床表现有哪些?

答：大多数急性排斥反应首先表现为无症状的生化改变，如血清胆红素、谷丙转氨酶、T-谷氨酰转肽酶及碱性磷酸酶升高等。进展到一定程度时出现一些非特异性的临床症状与体征，如发热、倦怠不适、食欲减退、腹痛、腹水增加、肝大等。有 T 管引流者可见胆汁分泌量突然减少，胆汁的性状由黏稠、金黄色变成稀薄、色淡。但上述表现均无特异性，诊断仍需有肝活检组织病理学证据。

三、肾移植部分

1. 肾移植接受者应具备哪些条件？

答：（1）年龄在 5～70 岁。

（2）移植肾复发旧病的可能性低。

（3）无肾以外的危险因素。

（4）充分合作而又能完全复健者。

2. 活体亲属供肾的优点有哪些？

答：①组织配型适合程度高；②供肾质量好；③免疫抑制剂用量减少；④利于把握手术时机。

3. 活体供肾的禁忌证有哪些？

答：（1）供者年龄为 60 岁以上或 18 岁以下者。

（2）有严重心脏病、肿瘤及高血压未被控制者。

（3）有脓毒血症和严重的外源性肥胖及肾功能衰退者。

（4）巨细胞病毒（CMV）感染阳性的供者不宜给阴性受者。

（5）两侧有三根以上的肾动脉者。

4. 肾移植的禁忌证有哪些？

答：①转移性恶性肿瘤；②慢性呼吸功能衰竭；③严重心血管疾病；④严重泌尿系统先天畸形；⑤精神病和精神状态不稳定者；⑥肝功能异常；⑦活动性感染；⑧淋巴细胞毒抗体或淋巴毒交叉试验（PRA）强阳性者。

5. 什么是淋巴毒交叉试验？

答：淋巴毒交叉试验（PRA）即检测受者血液中的抗体对抗供者细胞的程序。试验结果在 10% 以下才表示受者尚未产生足以排斥供者肾的抗体，百分比越低，效果越好。

6. 移植肾放在受者的什么位置？

答：一般放在腹膜外髂窝位置，对初次肾移植患者宜放在右侧。

7. 肾移植术后感染的症状和体征有哪些？

答：（1）体温超过 38℃。

（2）寒战。

（3）伤口引流：引流出黄色、清亮液体可能持续至术后几个星期，但脓性引流液或红色引流液需特别注意。

（4）尿烧灼痛或尿液颜色、气味改变。

（5）持续咳嗽、气短。

（6）严重头痛。

8. 肾的生理功能有哪些？

答：①排泄机体代谢的终产物；②稳定机体内环境；③内分泌功能；④尿液生成功能。

9. 肾移植排斥反应的类型有哪些？

答：包括超急性排斥反应、加速性排斥反应、急性排斥反应、慢性排斥反应四种类型。

10. 超急性排斥反应的发生时间是何时，以及临床表现有哪些？

答：发生时间为术中或术后 24 小时以内。

临床表现：如发生在术中，血供恢复后，移植肾由红润迅速变为暗红色或青紫色，且遍布出血灶，质柔软，体积逐渐肿大甚至破裂。如发生在术后，患者突然出现无尿或少尿，移植肾区剧烈疼痛、肿胀。

11. 加速性排斥反应的发生时间是何时，以及临床表现有哪些？

答：发生时间多为术后 3～5 天内。

临床表现：体温升高，突然尿量减少或者发展到无尿或血尿。体重增加，因少尿致水钠潴留所致，严重可出现明显水肿或腹水。血压升高，移植肾肿胀或剧烈疼痛，触痛明显，质地变硬。全身不适，肌肉、关节酸痛，腹胀，食欲差。病情进行性发展，血肌酐迅速上升。

12. 急性排斥反应的发生时间是何时，以及临床表现有哪些？

答：发生时间为肾移植后第 6 天至术后 3～6 个月内。

临床表现：患者突然出现发热、头晕、鼻塞、腹泻等类似感冒的症状。血压突然升高，并伴有难以解释的情绪改变。移植肾区肿大、压痛、胀痛。尿量减少，血肌酐、尿素氮上升。尿细胞学检查白细胞增高，淋巴细胞分类大于0.15。彩色多普勒检查显示肾体积增大，皮质结构不清、分界模糊，肾乳头增大，肾血流减少，血管阻力指数增高。

13. 慢性排斥反应的发生时间是何时，以及临床表现有哪些？

答：发生时间为手术 6 个月以后。

临床表现：患者开始出现慢性进行性肾功能减退或丧失，并出现蛋白尿、血尿、血压增高、贫血，血肌酐逐渐升高，尿量减少、移植肾萎缩、肾血流量减少等，一般呈不可逆转性改变。

14. 排斥反应的护理包括哪些内容？

答：（1）密切观察生命体征的变化，定时测量体温、脉搏、呼吸、血压，注意观察腹痛的性质，是否有伤口疼痛或移植肾区胀痛，未确诊前禁用止痛剂。

（2）保持各引流管固定、通畅，严密观察导尿管引流液的性质及量，记录每小时尿量。若导尿管内的尿液排出减少，且排除尿管受压、弯曲、扭折、接头松脱及尿管内有小凝血块等因素，应考虑为排斥反应。立即通知医生，根据病情行抗排斥反应的冲击治疗。

（3）在行冲击治疗的过程中观察患者全身有无慢性感染

病灶，肾移植术后发生感染的主要原因如下：①肾移植受者术前长期透析，常常存在贫血、凝血功能障碍、蛋白质消耗，导致免疫力减退。②肾移植手术打击致抵抗力暂时下降。③术前有感染病灶未得到及时治疗。④术后大剂量应用免疫抑制剂，明显降低免疫力。

15. 肾移植术后多尿期的护理包括哪些内容？

答：（1）准确记录出入量及每小时尿量、颜色、性质，判断是否为多尿期。每 12 小时小结一次出入量，每 24 小时总结一次，以便及时调整治疗，确保出入量平衡。患者下床活动后，每日晨测量一次体重。

（2）保持输液管道通畅及保持出入量平衡，防止水、电解质紊乱。依照量出为入的原则，根据医嘱准确及时地完成大剂量的输液，同时监测中心静脉压以了解心脏负荷情况。

（3）观察患者眼睑、四肢及全身皮肤的脱水情况。

（4）严密观察生命体征，定时监测体温、呼吸、血压、脉搏并记录。注意观察血压与尿量关系的变化。在血循环容量正常、血压正常而尿量少于 100ml/h 时，可使用利尿剂。尿量少、血压偏低时，可给多巴胺静脉点滴维持到基础血压，改善肾血液灌流，增加尿量，以期提高肾移植早期人/肾存活率。

16. 肾移植术后常见外科并发症有哪些？

答：按发生时间可分为早期与晚期并发症两类。早期并发症出现于手术后数小时或数天内，发生率高，性质严重，如术后出血、移植肾破裂、肾动静脉栓塞、创口感染等。晚期并发症发生于手术后数天、数月或数年，以血尿、感染、肾动脉狭窄、肾动静脉瘘等为常见。

17. 移植肾破裂的原因及临床表现有哪些？

答：其发生原因为：移植肾实质高度水肿，其水肿主要是急性排斥反应或供肾缺血后发生肾衰竭所致；术后腹压突然增高，如剧烈咳嗽、便秘时用力排便等；肾组织肿胀，组织压力超过包膜所能承受的张力，可发生肾破裂。其临床表现为肾区剧烈疼痛，继而大出血、休克，如抢救不及时，可危及生命。

18. 移植肾破裂的预防及护理要点有哪些？

答：（1）积极防治术后急性排斥反应，保持术后导尿管通畅，保持患者排便通畅，减轻腹压。

（2）观察伤口渗液、渗血情况，如患者突然伤口渗血过多，移植肾区出现疼痛性包块，继而出现血压下降、脉搏增快，考虑为移植肾破裂，立即通知医生行紧急手术探查。

（3）局部按压止血，为移植肾探查术做好准备。立即建立两条以上静脉输液通道，保持输液通畅，维持血压，快速输新鲜血等。使患者安静，必要时遵医嘱给予镇静药物，做好安全防范措施。

19. 肾移植术后泌尿系统常见并发症有哪些？

答：①泌尿系梗阻；②尿瘘；③泌尿系感染。

20. 尿瘘的护理要点有哪些？

答：密切观察伤口渗液情况，如切口渗液有尿液的气味和成分，局部引流量增多，而导尿管引流液较少，应考虑为尿瘘，详细记录引流液及渗出液的性质及量。保持伤口敷料干燥，一旦渗湿立即更换，预防切口感染。保持各引流管的通畅，每天按无菌操作更换引流管，减少感染。

21. 应用环孢素时应注意哪些事项？

答：（1）严格按医嘱服药，禁忌自行调整用药剂量。

（2）遵医嘱监测环孢素血药浓度。

（3）药品储存在 15～30 ℃室温中，忌冷冻。

（4）定时服药，养成良好的定时服药习惯。

（5）环孢素改换药物剂型、厂家时，一定要在医生的指导下服药，以免出现排斥反应、药物中毒。

（6）环孢素在发挥强大的抗排斥反应作用的同时，还可能有肝肾毒性及其他副作用，注意不要服用过量。

（7）牙龈增生、多毛、热感、手震颤等是服用环孢素的不良反应，可在调整剂量后好转。

22. 移植肾活检术后护理应该注意什么?

答：（1）肾穿刺拔针后即覆盖纱布，嘱患者用手按压15~30分钟，这样可以有效地达到压迫止血的目的。

（2）术后患者应绝对平卧6小时，12小时后便可下床活动。

（3）伴有出血性并发症时应延长卧床时间，密切观察脉搏、血压及尿色的变化，鼓励患者多饮水，必要时术后应用促凝药物。

（4）如患者发生急性排斥反应，术后按压要轻，限制活动时间要长。

（5）大部分患者若不存在少尿或水肿，应多饮水，术后取第一次尿液请医护人员观察，以分析穿刺情况。

（6）术后7天内应避免剧烈活动，以免后期发生出血性并发症。

（7）术后7天内严禁用力排便及做腰部的侧身运动，以卧床休息为主。

23. 如何预防肾移植术后肿瘤的发生?

答：（1）按时复查，在医生的指导下，以维持良好的肾功能为前提，将免疫抑制剂减至最小量。

（2）避免病毒感染，对乙肝病毒无免疫的患者可以通过注射乙肝疫苗防止乙肝病毒相关性肝癌。

（3）避免过度日晒，外出活动时携带遮阳工具，可预防皮肤癌的发生。

（4）采用阴茎套等隔离措施进行避孕，可以减少尖锐湿疣的发生，从而减少外阴癌、阴道癌、宫颈癌以及直肠癌的发生。

（5）在医生的指导下应用抗病毒制剂治疗病毒感染，预防移植后淋巴细胞增生性疾病的发生。

（6）注意身体出现的异常变化，及时就医。

（7）保持愉快的心情和健康的生活方式，适当锻炼身体，改掉不良嗜好，如戒烟、少饮酒，少吃霉变的食物和烧焦的肉类制品，避免长时间接触射线、油漆等。

24. 肾移植术后哪些药物应尽量避免使用？哪些药物需要在医生指导下使用？

答：避免使用的药物有庆大霉素、卡那霉素、新霉素、多黏菌素、呋喃妥因等。

需在专科医生指导下应用的药物有红霉素、丙酸睾酮、酮康唑、苯巴比妥类、利福平、异烟肼、两性霉素、雷尼替丁、西咪替丁等。

能使环孢素血药浓度上升的药物有盐酸地尔硫卓（恬尔心）、维拉帕米、酮康唑、红霉素、交沙霉素、甲氧氯普胺（胃复安）、口服避孕药、达那唑、甲睾酮等。

能使环孢素血药浓度下降的药物有卡马西平、苯巴比妥、苯妥英钠、奥曲肽、甲氧苄啶和磺胺嘧啶等。

25. 肾移植术后如何才能减少感染的发生？

答：（1）定期复查环孢素浓度及机体免疫功能，使机体在有效抗排斥反应的同时感染发生机会处于最少状态。

（2）尽量避免在公共场所活动，尤其是在传染病流行季节。

（3）注意饮食卫生，避免食入生冷食品，家庭生熟菜板分开，定期消毒餐具。

（4）避免受凉，预防感冒，切记感冒可能诱发排斥反应。有感冒先兆时应提前服药预防，如口服感冒清、强力维 C 银翘片等。一旦确定感冒发生，应该找有经验的移植科医生诊治，避免应用损害肾的药物及与环孢素有相互作用的药物。

（5）节制性生活，注意性卫生。

（6）避免接种病毒疫苗。

（7）不要饲养家禽、宠物。

26. 肾移植术后患者有何禁忌？

答：（1）术后 4 周不要驾驶车辆。

（2）术后 3～4 个月内不要进行力量性运动或者举重，以促进切口愈合并防止切口疝的发生。

（3）不要进行有身体接触的运动、避免对放置表浅的肾造成损伤。

（4）避免膝关节和髋关节过度受力，以防止激素相关的缺血性坏死。

（5）远离通风差的拥挤区域。

（6）不要打扫狗窝和鸟笼，以避免接触弓形虫和鹦鹉热衣原体。

（7）低钠、低脂、低胆固醇饮食，以利于控制血压和预防心血管疾病。

27. 肾移植术后患者应注意哪些问题？

答：（1）禁烟酒。

（2）注意饮食卫生。

（3）少去公共场所。

（4）小伤口要及时处理。

（5）避免对移植肾的过度挤压。

（6）性生活适度。

（7）生育问题：男性肾移植患者术后肾功能正常后对生育不会有重大影响；对于女性患者，原则上不主张生育，并且要减少人工流产的次数，以免诱发排斥反应。

四、儿童肾移植部分

1. 什么是儿童肾移植？

答：儿童肾移植一般指年龄在 18 岁以下的儿童终末期肾病患者接受的肾移植。

2. 儿童尿毒症的病因有哪些及构成比如何？

答：原发病中几乎没有糖尿病肾病，其中肾小球肾炎占 26%，遗传性肾病占 23%，肾发育不良占 22%，尿路畸形占 21%，血管性肾病占 4%。

与成人尿毒症不同的是，儿童肾衰竭的原因多为先天性肾病，约占 66%。

3. 对儿童尿毒症患者是否可以行肾移植？

答：儿童肾移植同样可以治疗终末期肾病（尿毒症），虽然这一点和成人一样，但是对于儿童还有其自身的特点。

4. 儿童终末期肾病（儿童尿毒症）患者与成人尿毒症患者相比在生理上存在哪些特殊性？

答：儿童血容量少、心搏量低、收缩压低，与成人供肾所需要的血流动力学条件有较大差距。此外，尿毒症患儿因蛋白和能量摄入不足、酸中毒等因素，移植中较易出现血压大幅波动。易引起移植手术中开放血流时大量血液（100～300ml）进入移植肾血管床，引发患儿"失血性"低血压，甚至移植后因移植肾血液灌注不足导致急性肾小管坏死。因此，有文献报道称，开放供肾血液循环前缓慢输入洗涤红细胞或血浆 100～200ml、20%人血白蛋白 50ml，维持收缩压130～145mmHg，则开放血流后供肾均能获得良好的血供，继而得到满意的移植效果。

5. 儿童肾移植与成人肾移植相比在解剖上有哪些特殊性？

答：（1）儿童血管壁脆弱。

（2）儿童髂血管管径细、管壁薄。

（3）儿童髂窝小。

以上因素增加了移植难度，易引起移植肾小管坏死、移植肾功能延迟恢复等。

6. 儿童肾移植手术的适应证与禁忌证分别有哪些？

答：适应证：凡经保守治疗无效的终末期肾病患儿均可考虑进行肾移植。

手术禁忌证与成人肾移植相似。绝对禁忌证：全身严重感染、肾外恶性肿瘤、重要脏器严重功能障碍等。相对禁忌证：重度营养不良、活动性肾炎、溃疡病、原发性局限于肾的肿瘤等。

7. 儿童尿毒症患儿合并有恶性肿瘤时是否能行肾移植?

答：造成小儿肾衰竭的恶性肿瘤最常见的是 Wilms 瘤，肾移植应在肿瘤的各种治疗措施结束后 1～2 年、肿瘤无复发后方可进行。

8. 儿童肾移植受者的年龄选择问题

尿毒症患儿应尽早进行移植，以争取尽快恢复正常的生长发育。

1 岁以下与 1～5 岁受者活体肾移植术后人/肾存活率无明显差异，通常认为活体肾移植不考虑受者年龄限制。

对于 1 岁以下患儿尸肾移植还存在争议，一般先予腹膜透析，待其智力发育完善至 2～6 岁后再行肾移植术。

据统计，2 岁以下受者移植肾 1 年存活率为 54%，2 岁以上存活率则为 65%，所以 2 岁以上患儿宜尽早行肾移植术，6 岁以上儿童移植效果更佳。

9. 对 7 岁以下儿童行肾移植手术时需要哪些准备?

答：积极的营养管理、纠正酸碱平衡失调、预防和治疗肾性骨病、严密的高血压管理、预防和治疗尿路感染、纠正贫血等都很重要。

10. 儿童肾移植时年龄、体重相关问题

答：大部分进行儿童肾移植的机构都将患儿年龄和体重的临界线规定为 6 岁、6kg。反过来说 6kg 以下的低体重儿都必须在等待移植期间增加体重、实施透析治疗，以期将来能得到良好的手术效果。但是世界上尚无严格的年龄、体重的统一标准。

受者的血管系统想要和供者的肾血管吻合就必须有足够的直径（粗度）。因此，儿童的体格就必须成长到有足够的腹腔内空间以容纳成人的肾，这和年龄或体重没有关系。对于低营养状态以及体格较小的儿童，需要通过积极的营养管理来促进成长，等待移植手术。儿童因为移植成人的肾而使腹腔内压上升，因此，也有摘除自体肾保留空间的病例。

11. 儿童肾移植手术的特点有哪些？

答：对于体重超过 20kg 的患者，手术方法与成人相似。

受者体重在 20kg 以下或不足 5 岁者，手术多数经腹部进行，供肾动静脉分别与受体的腹主动脉和下腔静脉吻合，移植肾置于腹腔内或腹膜后间隙，输尿管的吻合与成人相同。

12. 儿童肾移植手术中的注意事项有哪些？

答：（1）因为容易发生体温过低的情况，故房间的温度应维持在 32℃。

（2）10kg 以下的儿童恢复血流之后会有大量血液涌入移植肾中，从而使血压降低。因此，应在恢复血流之前尽量采用胶体或红细胞将中心静脉压升至 $15\sim18cmH_2O$，这一点是十分重要的。

（3）应该在松开静脉的血管钳恢复血流之前终止甘露醇、呋塞米等利尿药或碳酸氢盐等的使用。

（4）恢复血流之后应迅速用温热的生理盐水对肾进行保温。

13. 儿童肾移植受者免疫抑制剂的应用特点有哪些？

答：目前对儿童肾移植常用的免疫方案是：术前、术中用药＋免疫诱导＋免疫维持。

术前用药：吗替麦考酚酯（MMF）1000mg 于术前顿服，甲泼尼龙（MP）术前 500mg 静脉点滴。根据患儿具体情况和各移植中心经验而个体化给药。

术中用药：甲泼尼龙（MP）于术中切皮时、开放血流前各 500mg 静脉点滴。

免疫诱导用药：抗胸腺细胞免疫球蛋白（ATG）或抗淋巴细胞免疫球蛋白（ALG）或抗 CD3 单克隆抗体（OKT3）（依据各移植中心经验和患儿的具体情况而个体化用药及决定是否用药）。

术后维持用药：环孢素 A＋吗替麦考酚酯＋甲泼尼龙片（CsA＋MMF＋MP）；他克莫司＋吗替麦考酚酯＋甲泼尼龙片（FK506＋MMF＋MP）。

和成人相比，儿童的回肠较短，肝酶的活性强，药物代谢快，免疫药物的用量应高于成人，血药浓度亦应控制在较高水平。每天用药总量与成人相同，但按每千克体重计算，其用量较成人患者高。

术后环孢素 A（CsA）用量 $6.5\sim15$mg/（kg·d）。环孢素 A（CsA）血药浓度维持在 1 个月内 $C_0 300\sim350\mu$g/L，$1\sim3$ 个月 $C_0 250\sim300\mu$g/L，3 个月后 $C_0 200\mu$g/L 左右。

术后他克莫司（FK506）用量 $0.15\sim0.33$mg/(kg·d)。他克莫司（FK506）血药浓度维持在（ELISA 法测定）1 个月内 $C_0 8\sim12\mu$g/L，$1\sim3$ 个月 $C_0 6\sim10\mu$g/L，3 个月后 $C_0 4\sim8\mu$g/L。

特别注意：这些剂量及浓度标准只能作为大概参考，具体用药量还要结合其他化验指标、患儿具体情况等很多因素，因此个体化治疗更重要。

14. 儿童肾移植术后免疫药物如何选择？

答：儿童肾移植受者免疫力强，故急性排斥反应发生率高，多主张选用强效免疫抑制剂，在选择具体药物时还应考虑药物的不良反应。比如应用环孢素 A 时，高血压发生率高，毛发增多、齿龈增生、皮肤粗糙、痤疮等外观改变较大，对青少年，尤其是女性受者，已引起严重的感情压抑，甚至不依从。相比而言，他克莫司（FK506）可以大大改善这些不良反应。但是他克莫司（FK506）可以引起血糖异常，因此有糖尿病家族史或者患糖尿病的受者就不适合应用。

15. 儿童肾移植后的排斥反应有哪些特点？

答：和成人相比，排斥反应仍然是儿童肾移植面临的严重问题，是移植物丢失的主要原因。

除使移植物丢失，急性排斥反应发作还会刺激慢性排斥反应的发展，并且抑制儿童移植后生长。分析发现，1 次急性排斥反应发作可使慢性排斥致移植物丢失的危险增加 3 倍，2 次以上急性排斥反应发作可使之增加 12 倍。晚期急性排斥反应（移植后大于 365 天）可使慢性排斥致移植物丢失的危险增加 6 倍；如果第一次是晚期急性排斥反应，且发作多于 2 次，则可使慢性排斥致移植物丢失的危险增加 26 倍。

儿童的免疫功能强，术后急性排斥反应的发生率较成人高。

血压升高、低热、移植肾区不适是比较敏感的儿童移植肾排斥反应的临床指征。结合移植肾彩超等影像学监测，排除药物中毒、急性肾小管坏死、感染或外科并发症，经抗排斥治疗有效者可临床诊断急性排斥反应。

16. 儿童肾移植术后最常见的并发症有哪些？

答：（1）感染是常见的并发症，患儿在以下三个时期比较特殊：①移植术后 1 个月，此时患儿接受的免疫抑制剂剂量最大；②术后 16 个月，容易出现 CMV 等病毒感染；③6 个月以后，75% 的患儿同普通人群的感染概率相同，应注意及时预防。

（2）儿童肾移植术后高血压发病率高达 80%：①早期高血压常常与血容量过多、急性肾小管坏死、尿少有关。②术后长期高血压的原因：慢性排斥反应（59%）、肾动脉狭窄（20.5%）、原肾导致高血压（4.5%）、肾病复发（4.5%）、移植肾无功能（1.5%）及原因不明（10%）。

（3）若供体年龄 <2 岁，移植肾动脉狭窄的发生率明显升高；受者年龄 <6 岁，且为活体相关供肾，则血栓发生率增加。

17. 儿童肾移植术后的其他外科并发症有哪些？

答：其他外科并发症发生率为 10%～20%。年龄越小，血管系统并发症的发生率越高。常见的其他外科并发症有淋巴囊肿、尿瘘、创伤部位感染等，和成人的情况没有太大的区别。

18. 儿童肾移植治疗依从性宣教的重要性

答：保证患儿良好的依从性从而获得良好的移植肾功能是心理护理中的难点。据报道，43%的儿童在肾移植术后对治疗的依从性不佳，其中2/3的患儿出现移植物失功能或永久性损伤，并且再次移植后还有50%的儿童对治疗和服药仍然不配合。这些"不听话"的孩子包括青春期少年、女孩、家庭不稳定子女、社会经济条件不佳者以及健康观念不正确的少年。因此，应特别重视移植前对患儿及家长的宣教工作。

五、胰肾移植部分

1. 胰腺的解剖学知识要点

答：胰腺属腹膜后器官，横于上腹部第1~2腰椎前方。正常成人胰腺长15~20cm，分头、颈、体、尾四部分。

2. 胰腺的生理功能有哪些？

答：胰腺具有外分泌和内分泌功能。

（1）外分泌功能产生胰液，每日分泌量为750~1500ml，主要成分为水、碳酸氢盐和消化酶。

（2）内分泌功能由胰岛的多种细胞参与。其中以B细胞数量最多，分泌胰岛素；A细胞分泌胰高血糖素；D细胞分泌生长抑素；还有少数的胰岛细胞分泌胰多肽、促胃液素、血管活性肠肽等。

3. 糖尿病如何分型？

答：糖尿病主要包括两型：1型和2型糖尿病。

（1）1型糖尿病（胰岛素依赖型糖尿病）：占糖尿病患者的5%~10%，主要由于胰岛B细胞介导的自身免疫破坏导致胰岛素生成缺损。大多发生于童年或青少年时期。大约有34%的1型糖尿病在发病后15年内并发终末期肾病（糖尿病肾病），这是一种主要的糖尿病并发症。

（2）2 型糖尿病（非胰岛素依赖型糖尿病）：占糖尿病患者的 90％～95％，通常在 40 岁以后发生，与胰岛素抵抗及胰岛素相对缺乏有关。

4. 糖尿病的急性并发症有哪些？

答：糖尿病酮症酸中毒、高渗性非酮症糖尿病昏迷、感染。

5. 糖尿病的慢性并发症有哪些？

答：心血管病变、肾病变、神经病变、眼部病变、糖尿病足。

6. 儿童、青少年多见哪一型糖尿病？

答：1 型糖尿病。

7. 糖尿病在终末期肾患者群中所占比例如何？

答：糖尿病仅次于肾小球疾病，是肾移植的第二位病因，约占所有肾移植患者的 20％。大约 45％的终末期肾病患者有糖尿病，其中 15％为 1 型糖尿病，30％为控制不佳的 2 型糖尿病。

8. 胰腺移植的创始人是谁？

答：1966 年 12 月 7 日，美国明尼苏达大学的 Kelly 教和 Lillehei 教授首次施行了节段胰腺移植，开创了胰腺移植的临床应用。

9. 胰腺移植的目的是什么？

答：胰腺移植的主要目的是：①替代外源性胰岛素治疗，维持患者正常的血糖水平并且预防糖尿病的二级并发症，包括糖尿病神经病变、胃瘫、视网膜病变、肾病和加速的心血管疾病。②改善胰岛素依赖型糖尿病患者的健康状态。

10. 胰腺移植最重要的目的是什么？

答：逆转或阻止糖尿病并发症的发展。

11. 胰腺移植的适应证有哪些?

答:胰腺移植适用于伴有明显并发症如糖尿病肾病、频发低血糖昏迷等的 1、2 型糖尿病患者。

12. 确定胰腺移植指征要综合考虑的 3 个重要因素是什么?

答:易变性、严重低血糖和糖尿病并发症。

13. 胰腺移植候选人的选择标准是什么?

答:客观评价包括:①有频发或严重的代谢并发症,如低血糖或高血糖、酮症酸中毒,使用了最有效的药物治疗后仍存在不可逆转的低血糖。②糖尿病继发并发症,如周围神经病变、视网膜病变、胃瘫、肾病变、冠状动脉疾病。

14. 理想的胰腺供体要求有哪些?

答:供体年龄为 10~40 岁,体重 30~80 kg,体质指数(BMI)<25。

15. 目前胰腺移植的三种方法是什么?

答:①单独胰腺移植(pancreas transplantation alone,PTA);②胰腺-肾同期移植(胰肾联合移植)(simultaneous pancreas‐kidney transplantation,SPK);③肾移植后胰腺移植(pancreas after kidney transplantation,PAK)

16. 单独胰腺移植(PA)的最佳时机是什么?

答:(1)经常就诊、不易控制、反复发作酮症的脆弱型糖尿病患者,单独胰腺移植常作为替代性治疗。

(2)低血糖昏迷导致威胁生命的并发症患者。

(3)有明确的进展性疾病症状和体征、尿毒症前期、血清肌酐正常、24 小时肌酐清除率或肾小球滤过率正常者。

17. 单独胰腺移植(PA)的适应证有哪些?

答:(1)反复急性发作需药物治疗的严重代谢并发症者;

(2)对外源性胰岛素治疗在临床上或情感上无法耐受者;

(3)持续应用胰岛素治疗仍无法阻止急性并发症发生者;

（4）因外伤或慢性胰腺炎等原因行全胰切除者。

18. 单独胰腺移植（PA）的风险是什么？

答：手术并发症风险、长期应用免疫抑制剂导致感染及免疫抑制剂的药物副作用。

19. 单独胰腺移植（PA）的益处有哪些？

答：胰腺移植后正常血糖能延缓甚至逆转糖尿病相关的神经病变、肾病、视网膜病和血管病变的进展。

20. 做过肾移植的糖尿病患者能够进行胰腺移植吗？

答：能！许多成功进行肾移植的患者继续饱受糖尿病的病痛折磨。在肾移植后胰腺移植中，使用免疫抑制剂的风险并不突出，因为患者既往已经服用过一段时间的免疫抑制剂了；而此项治疗的主要风险是手术和术后短期免疫抑制剂的增加。大多数患者可能在 PAK 后摆脱胰岛素治疗并且降低糖尿病进展的风险。

21. 胰肾移植的适应证有哪些？

答：①糖尿病合并终末期肾病；②有良好的对 SPK 的心理顺应性；③能很好理解 SPK 的复杂性，并能遵从移植后的治疗方案。

22. 胰肾联合移植（SPK）的优势是什么？

答：①同时纠正了糖代谢紊乱和尿毒症；②胰、肾取自同一供体，抗原单一；③只需一次手术和一次大剂量免疫抑制剂治疗。

23. 胰腺移植的结果如何？

PA、PAK 与 SPK 患者生存率与移植物生存率

移植类型	患者生存率	1 年移植物生存率	5 年移植物生存率
PA	95%	76.6%	63.9%
PAK	95%	71%	65.8%
SPK	94%	胰腺：83% 肾：90%	胰腺：81.6% 肾：86.7%

24. 单独胰腺移植、胰腺-肾同期移植与肾移植后胰腺移植的禁忌证有哪些？

答：绝对禁忌证包括严重的感染，严重的、不可逆的心血管疾病，严重的慢性阻塞性肺病，严重的外周血管病变。

25. 患者等待胰腺移植的时候需要常规监测的项目有哪些以及间隔时间如何？

答：糖化血红蛋白 A_{1C} 每 3 个月监测一次以确保有效的血糖控制，心脏评估每 6 个月一次，眼科检查每年一次。

26. 胰腺移植等待者术前评估的内容包括哪些？

答：见表 1。

表 1　胰腺移植等待者典型的评估和检查

实验室检查	心血管检查	免疫遗传学检查	影响学/内镜检查	其他
电解质 磷酸盐、镁 尿酸 肝功能 血脂检查 糖化血红蛋白 C 肽 胰淀粉酶、胰脂肪酶 全血细胞计数 凝血 血清学检查（CMV, HIV, EBV, HBV 表面抗原、抗体和核心抗体，HCV 抗体，HAV IgE） 尿液分析 24 小时尿蛋白定量/肌酐清除率 肾小球滤过率 甲状腺功能测试（T_3、T_4、TSH）、FANA、ANA 血型（ABO/Rh） 前列腺特异抗原（>45 岁男性）	12 导联心电图 X 线胸片 超声心动图 颈动脉超声 心血管医生的健康证明	组织相容性抗体 HLA 类型/组织类型	腹部脏器 B 超/CT 检查 骨密度扫描 乳房 X 线片 乙状结肠镜检查/钡灌肠或肠镜 胃镜检查	口腔科检查 社会心理和经济咨询

27. 移植的胰腺放置于何处?

答:移植胰腺通常放在腹膜腔内,因为腹膜有丰富的血管并且能够吸收胰腺的渗出液。SPK 中移植的胰腺最常放在右髂窝中,移植肾放在左髂窝中。PAK 时,移植的胰腺在原来移植肾的对侧。

28. 原来的胰腺怎么办?

答:原来的胰腺保留在原位,在胰腺移植中不进行更换。虽然原来的胰腺不再能产生胰岛素,但可继续提供酶并完成其外分泌功能。移植的新胰腺仅仅提供降低血糖水平所需的胰岛素。

29. 胰腺移植术后外分泌引流的外科方法有哪些?

答:新胰腺产生的酶通过两种方式被引流——肠道引流(ED)和膀胱引流(BD)。两种都是外科技术的选择。

30. 肠道引流(肠内引流)的定义是什么?

答:肠道引流是指胰腺移植时将供体十二指肠与受体小肠进行吻合,移植胰腺的胰液分泌后进入受体肠道。

31. 肠道引流(ED)术式的优点是什么?

答:(1) ED 术式符合正常的消化生理,不引起代谢性酸中毒。

(2) ED 术式术后早期的安全性大,患者平均住院时间、死亡率、再次手术率、再住院率、感染发生率与 BD 术式无明显差异,现在已成为首选术式。

32. 肠道引流(ED)术式的缺点是什么?

答:患者可能出现肠道吻合口瘘,导致腹膜炎,造成移植物丢失或患者死亡。

33. 肠道引流(ED)术后最易出现的并发症是什么?

答:肠瘘及严重腹腔感染。

34. 膀胱引流(BD)的定义是什么?

答:膀胱引流(即外分泌引流)通过供者的十二指肠

与受者膀胱吻合来实现。通过尿路引流，酶被引流进入膀胱并随尿液排出。

35. 膀胱引流（BD）术式的优点是什么？

答：（1）术式相对简单、安全。

（2）可利用尿淀粉酶监测排斥反应，通过膀胱镜取十二指肠黏膜活检。

36. 膀胱引流（BD）术式的缺点是什么？

答：（1）膀胱引流患者术后 5 年血尿、排尿困难、尿路感染等泌尿系并发症发生率高达 75%，影响生存质量和移植物功能。

（2）15%～38% 的膀胱引流患者在术后 6 个月内由于需要减轻尿路感染而转为肠道引流，术后 1 年改为 ED 的转化率为 6%，术后 3 年的转化率为 15%。而转换手术的外科并发症发生率达 35%。

37. 膀胱引流（BD）术式的禁忌证有哪些？

答：（1）未治愈的尿道感染。

（2）下尿道狭窄。

（3）糖尿病晚期损害引起的神经性膀胱排尿功能障碍、膀胱挛缩或膀胱扩张，膀胱残余尿测定大于 100 ml。

38. 膀胱引流（BD）术中较为常见的并发症是什么？

答：血尿。

39. 膀胱引流（BD）术式易引起的远期并发症是什么？

答：（1）胰液经尿道排出，大量碳酸氢盐丢失，可引起慢性代谢性酸中毒。

（2）由于尿液碱化，极易并发慢性尿道感染，导致尿道狭窄。

（3）移植物所附带的十二指肠内产生肠激酶以及尿道感染时某些细菌产生的酶有时可激活胰酶，引发移植胰反流性胰腺炎、出血性膀胱炎等。

40. 胰腺移植术后内分泌引流的外科方法有哪些?

答:胰岛素回流方式有两种,即体静脉方式(SVD)和门静脉方式(PVD)。

41. 门静脉回流术式的优点是什么?

答:(1)门静脉回流术式是最符合生理的方式,可避免胰岛素直接回流入体循环,未经过肝代谢所造成的高胰岛素血症。

(2)门静脉回流可改善脂类和蛋白质代谢,降低发生动脉硬化的危险。

(3)该术式具有明显的免疫学优势,抗原或抗原抗体复合物经肝处理后可减少排斥反应的发生。

42. 门静脉回流术式的缺点是什么?

答:(1)门静脉回流术式手术难度大,血栓的发生率较高。

(2)不能选择自由外分泌引流方式,而只能选择 ED。

43. 胰腺移植术后的常见并发症有哪些?

答:见表2。

表 2　胰腺移植术后的常见并发症

肠道引流相关并发症	膀胱引流相关并发症	非特异性并发症
肠道吻合口瘘	反流性胰腺炎	静脉栓塞
	膀胱炎	胰腺炎
	严重酸中毒	吻合口、胰周出血
	泌尿系并发症	腹腔内脓肿
		动脉破裂
		髂动脉栓塞
		肠穿孔、肠梗阻
		抗体介导的排异反应

44. 胰腺移植术后与手术相关的两个最主要的并发症是什么?

答：①移植物血栓；②腹腔感染。

45. 移植物失功能的主要原因是什么?

答：移植物血栓形成。

46. 胰腺移植术后血栓形成的主要原因是什么?

答：(1) 糖尿病造成血液系统紊乱——局部/全身高凝。

(2) 移植后缺血再灌注损伤——水肿微循环障碍。

(3) 血管吻合技术。

47. 血栓形成的时间是何时?

答：血栓形成是胰腺移植早期最严重的并发症之一，通常出现在移植后 24～48 小时。常见于静脉。

48. 血栓形成的临床表现有哪些?

答：(1) 静脉血栓常表现为急性腹痛、血糖持续升高和血清胰酶升高。

(2) 动脉血栓常表现为血糖骤然升高、血清淀粉酶保持稳定，腹部症状明显。

49. 静脉血栓的术中表现是什么?

答：静脉血栓在再次手术中常表现为胰腺增大、肿胀和颜色呈深黑色。

50. 血栓如何处理?

答：如疑为血管栓塞，常需手术探查以明确诊断。一旦出现血管栓塞，移植物不得不切除以避免严重的感染。

51. 预防血栓形成的方法有哪些?

答：(1) 选择损伤小的灌注液 [UW (University of Wisconsin) 液]。

(2) 缩短冷缺血时间。

(3) 预防性使用抗凝药物（常用的为肝素）。

(4) 恰当选择供体和受体。

（5）完善切取移植技术。

（6）完善血管吻合技术。

52. 胰腺移植术后即刻、轻度的淀粉酶升高的原因是什么？

答：①移植或缺血性损伤；②再灌注胰腺炎；③保存技术欠佳。

53. 胰腺炎的定义是什么？

答：胰腺炎是指胰腺分泌的消化酶被激活后对自身器官产生消化所引起的炎症。

54. 胰腺炎的种类有哪些？

答：胰腺炎常分为单纯性（水肿型）和出血坏死性（重症）胰腺炎。

55. 胰腺炎的临床表现有哪些？

答：①腹痛：在上腹正中或偏左呈持续性、刀割样剧痛；②恶心、呕吐、腹胀；③腹膜炎体征：压痛、反跳痛、肌紧张；④皮下出血；⑤水、电解质紊乱；⑥休克；⑦发热；⑧黄疸；⑨血糖升高。

56. 胰腺移植术后胰腺炎的发生时间为何时？

答：血清淀粉酶常在术后 2～3 天轻度升高。

57. 移植胰腺发生胰腺炎的原因是什么？

答：①手术损伤；②肠液或尿液反流；③排斥反应；④感染；⑤再灌注损伤。

58. 胰腺移植术后胰腺炎的预防方法有哪些？

答：（1）胰腺切取时采用"无损伤快速切取技术"，避免挤压和牵拉。

（2）应用 UW 液 或 HTK（histidine‐tryptophan‐ketoglurate）保存液充分灌注。

（3）尽可能缩短缺血时间（＜15 小时）。

（4）修整供胰时，仔细结扎，去除供胰周围组织，注意避免损伤供胰血管。

（5）选用高效免疫抑制剂预防排斥反应。

（6）应用胰腺外分泌抑制剂如生长抑素等。

59. 吻合口瘘在胰腺移植中常见吗？

答：胰腺移植后最初 3 个月发生吻合口瘘是常见的，这也是最常见的术后并发症，常表现为发热、白细胞计数升高、严重的腹痛、血清淀粉酶升高、血清肌酐升高。影像学检查能发现大多数的吻合口瘘。

60. 吻合口瘘如何治疗？

答：可采用外科探查、修补吻合口的方法治疗。存在腹腔感染时一般行移植胰腺切除。

61. 尿瘘严重吗？

答：尿瘘是膀胱引流最严重的并发症之一，可出现在术后早期或晚期。尿瘘通常由十二指肠破坏而引起，可表现为下腹部疼痛、发热、血清淀粉酶升高。

62. 脓毒血症在胰腺移植中常见吗？

答：脓毒血症是胰腺移植后最主要的致死原因，单纯胰腺移植常见，且比其他的器官移植更常见。主要因为胰腺分泌的酶属酸性，在酸性环境中可以腐蚀吻合口而导致感染性腹膜炎。

一旦确诊，需要静脉注射强有力的抗生素。常规的护理包括严格监测血糖水平、严格的液体出入量管理、对任何引流都应量出而入。

63. 移植胰腺需监测哪些化验指标？

答：需监测血糖水平、血淀粉酶浓度、糖化血红蛋白和 C 肽。

64. 胰腺移植后的排斥反应首先累及的部分是哪里？

答：①腺泡；②导管；③血管；④胰岛。

65. 胰腺移植后排斥反应出现的时间是何时?

答:见表 3。

表 3 胰腺移植术后排斥反应的发生时间

手术类型	急性排斥反应	慢性排斥反应
PA	7～12 个月	25～48 个月
SPA	13～24 个月	25～48 个月
PAK	13～24 个月	25～48 个月

66. 胰腺移植术后排斥反应的表现有哪些?

答:移植区疼痛、血清淀粉酶或脂肪酶升高(若为膀胱引流,则尿胰酶降低)、高血糖(胰岛细胞破坏后的晚期表现,通常是不可逆的)。

67. 临床上诊断急性排斥反应的主要方法有哪些?

答:包括临床症状表现、血液指标检测、免疫病理学检测、基因组学检测、影像学辅助检查等。

68. 确定胰腺移植排斥反应的金标准是什么?

答:经皮穿刺胰腺病理活检。

69. 急性排斥反应易发展为慢性排斥反应的前提是什么?

答:(1)急性排斥反应发生的次数较多。

(2)第一次急性排斥反应出现的时间晚。

(3)发生激素不能逆转的急性排斥反应。

(4)血管性排斥反应较间质性排斥反应易发展为慢性排斥反应。

(5)急性排斥反应的病理分级越高,慢性排斥反应的发生率越高。

70. 胰腺移植的慢性排斥反应的定义是什么?

答:胰腺移植的慢性排斥反应发生在移植术后至少 2 个月,移植胰腺的外分泌功能逐渐丧失,继而内分泌功能丧失，同时病理活检有移植物动脉血管病、实质纤维化和腺泡萎缩的特征性表现。

71. 胰腺移植后慢性排斥反应的发生时间为何时？

答：一般发生在移植术后远期（＞3 个月），最早可开始于术后第二个月。

72. 胰腺移植后慢性排斥反应典型的临床演变过程是什么？

答：表现为移植胰腺功能逐渐恶化，开始累及胰腺外分泌功能，进而累及内分泌功能，通常发展缓慢，但在发生严重急性排斥反应后或短时间内多次发生急性排斥反应后可迅速发展。

73. 移植胰腺慢性排斥反应的检查有何显示？

答：CT：可表现为移植物变小，组织萎缩，血流灌注差。

超声图像：可表现为移植物回声增强，体积变小或不能探及。

多普勒检查：显示动脉血流阻力指数增高，灌注减少。

74. 发生慢性排斥反应的危险因素有哪些？

答：（1）先前发生的急性排斥反应是最大的危险因素。反复发生的急性排斥反应常预示慢性排斥反应的发生。

（2）单独胰腺移植是发生慢性排斥反应的独立危险因素。

（3）再次移植。

（4）HLA 错配，尤其是 B 位点的错配。

（5）术后巨细胞病毒（CMV）感染。CMV 可引发或加速移植物动脉血管病的进程。

（6）年轻受者。可能的原因是年轻受者的免疫系统更具攻击性。受者年龄≥45 岁时，其发生慢性排斥反应的风险降低。

（7）淋巴细胞交叉配合试验阳性。

75. 移植胰腺慢性排斥反应的病理分级是什么？

答：分为 0～Ⅲ级。

0 级：为正常的胰腺。纤维组织分布正常，与导管和血管比例相称，腺泡实质无萎缩。移植物的平均剩余存活时间为 54.3 个月。

Ⅰ级：为轻度慢性排斥反应。纤维组织增生，纵切面上纤维组织不超过 30%，大多数腺叶中心区结构完整，有局灶的糜烂和轮廓不规则。移植物的平均剩余存活时间为 24.6 个月。

Ⅱ级：为中度慢性排斥反应。纵切面上纤维组织占 30%～60%，所有腺叶都有不同程度的断裂、萎缩和脱落，大多数腺叶外周和中心区均受累，表现为轮廓不规则，细纤维条索在腺泡之间杂乱分布。移植物的平均剩余存活时间为 9.7 个月。

Ⅲ级：为重度慢性排斥反应。纵切面上纤维组织超过 60%，只有少数孤立的腺泡和（或）胰岛残留。移植物的平均剩余存活时间为 1.6 个月。

76. 经典的免疫抑制剂联合用药方案是什么？

答：（1）二联法：环孢素和皮质激素

（2）三联法：

方案①：环孢素＋皮质激素＋吗替麦考酚酯（麦考酚吗乙酯）/咪唑立宾/硫唑嘌呤

方案②：他克莫司（普乐可复）＋皮质激素＋吗替麦考酚酯（麦考酚吗乙酯）/咪唑立宾/硫唑嘌呤

方案③：西罗莫司（雷帕鸣）＋皮质激素＋吗替麦考酚酯（麦考酚吗乙酯）

方案④：环孢素/他克莫司（普乐可复）＋西罗莫司（雷帕鸣）＋皮质激素

（3）四联法：即在三联法的基础上再加上抗胸腺细胞免疫球蛋白（ATG）或抗淋巴细胞免疫球蛋白（ALG）。

77. 他克莫司（FK506）用于胰腺移植的优势有哪些？

答：（1）免疫抑制作用强，排斥反应的发生率低。

（2）能降低移植后血栓形成的发生率。

（3）具有拟激素样作用，可减少激素用量或停用激素，有利于预防移植后糖尿病。

78. 移植肾功能如何监测？

答：肾排斥时血肌酐值升高比胰排斥时的血糖升高要提前几天出现，同一供体的肾移植可以提供观察胰腺排斥反应的窗口。

79. 移植胰腺功能如何监测？

答：胰腺发生排斥时主要表现为胰腺内、外分泌部受损，可通过监测尿 pH、尿淀粉酶和血糖水平作出诊断。

80. 胰腺移植如何影响糖尿病的长期并发症？

答：胰腺移植较单独肾移植更能改善患者的生活质量，它已使许多 1 型糖尿病患者摆脱了胰岛素治疗。许多研究表明使血糖正常并改善糖类代谢对降低糖尿病患者并发症有积极作用。糖尿病的远期并发症如肾病、神经病变和视网膜病已经减轻，甚至在一些病例中胰腺移植后病变进展已经停止。

81. 胰腺移植的效价比如何？

答：胰腺移植能够改善患者的生活质量。治疗不仅有效，而且在糖尿病肾衰竭患者中，与治疗并发症和终身透析的费用相比，效价比也很好。

82. 亲属活体胰腺移植（LDPT）供体的好处有哪些？

答：如果有可能，活体供体是最佳选择，原因有以下三点：

（1）更短的透析时间。

（2）理想的 HLA 配型和缩短缺血时间。

（3）通过有计划的步骤使健康状态调整到最佳。

83. LDPT 的主要适应证有哪些？

答：（1）PRA＞80％的高敏受者。

（2）受者不宜应用常规剂量的免疫抑制剂。

（3）受者的同卵双胞胎或 6 位点相同的异卵双胞胎亲属愿意供给部分胰腺而且无糖尿病病史。

84. LDPT 供者选择的一般标准是什么？

答：（1）年龄为 18～55 岁的患者的直系亲属。

（2）完全自愿捐献部分器官，并了解供者手术的危险性；无医疗、社会、心理等方面的问题。

（3）无急、慢性胰腺病史，全身血管性疾病史，糖尿病病史，自身免疫疾病，不嗜酒、不嗜药物者。

（4）供、受者 ABO 血型相同或相符，至少符合输血原则。

（5）淋巴细胞交叉配合试验≤5％，HLA 配型相符，DR 位点符合者更佳。

（6）其他常规检查如 AFP、HIV 抗体、肝炎病毒和重要脏器功能检查未见异常。

85. LDPT 供者选择的特殊标准有哪些？

答：（1）供者捐献器官时的年龄超过患者发病年龄至少 10 年以上（即所谓的"10 年规则"）；除受者外，近亲中无 1 型糖尿病患者。

（2）体质指数＜27 kg/m²。

（3）内分泌功能检查：空腹胰岛素水平＜20 μmol/L，糖或精氨酸刺激的最大胰岛素分泌量应超过空腹水平 3 倍以上，口服葡萄糖耐量试验（OGTT）全程血糖＜8.325 mmol/L，静脉葡萄糖耐量试验（IVGTT）血糖利用率＞1％，糖化血红蛋白＜6％。

（4）同意术后定期随访，检查 OGTT 和糖化血红蛋白。

（5）胰岛细胞和胰岛素自身抗体阴性。

（6）肝、胆、胰形态正常，影像学检查胰腺血管符合重建要求。

（7）排除有胰岛素抗性历史者（如高血压并多囊卵巢综合征）、妊娠期糖耐量异常者。

86. LDPT 供者的并发症有哪些？

答：以脾并发症最常见，包括脾出血、脾梗死、脾胀肿等。

87. 器官共享联合网络（UNOS）胰腺移植的等待时间是多久？

答：患 1 型糖尿病被列为 SPK 移植等待对象者在 UN-OS 等待名单上的等待时间较短，因为它需联合器官移植。SPK 移植的优点是给等待双器官移植的对象以希望。PK 和 PAK 对象可能不止等待 2 年，取决于人口区域、血型和 HLA 配型。

88. 供胰切取时的注意事项有哪些？

答：肝和肾等器官是高血流量器官，而胰腺是低血流量器官，在灌洗过程中，应注意及时建立流出道，防止压力过高造成供胰损伤。在切取过程中还必须遵循"不接触原则"，避免挤压和碾搓，防止术后发生移植胰腺胰腺炎。

89. 胰腺、肾的平均冷缺血时间为多长？

答：胰腺平均冷缺血时间为 10.6 小时（8～15 小时）。肾平均冷缺血时间为 10.6 小时（4～16 小时）。

六、心脏移植部分

1. 心脏移植有几种手术方法？

答：①标准式；②双腔式；③全心式。

2. 心脏移植的心肌保护分几个阶段？

答：①切取前的心肌保护；②温缺血期的心肌保护；

③运输期间的心肌保护；④移植吻合时的心肌保护。

3. 心脏移植术前做移植相容性的检测包括哪些项目？

答：①ABO 血型测定；②淋巴细胞毒性筛选试验；③淋巴细胞配合试验；④组织相容性位点抗原分型试验（人类白细胞抗原）。

4. 移植术后远期主要的致死原因是什么？

答：①移植物冠状血管病；②恶性肿瘤；③感染。

5. 心脏移植后急性右心衰竭的发生原因是什么？

答：（1）供心的质量不佳，如受胸部外伤、心脏复苏时接受心脏按压、长时间的低血压或未被发现的冠状血管病变。

（2）供心的保护不佳所导致的缺血性损害，或移植后的排异反应。

6. 心脏移植的适应证有哪些？

答：（1）各种终末期心肌病：如扩张型心肌病、慢性克山病、限制型心肌病、肌营养不良性心肌病、药物中毒性心肌病、放射性心肌病等。

（2）冠心病：用药物治疗、常规心导管及外科手术治疗不能改善心功能者。

（3）先天性心脏病：用常规的外科手术无法矫治者。

（4）心脏瓣膜病：晚期患者或因各种原因不能进行换瓣手术者。

（5）心脏移植术后再移植。

以上患者合并重度肺动脉高压（肺动脉收缩压大于70mmHg）及肺动脉阻力大于8Wood 单位时，则要考虑心肺联合移植。

另外，对于终末期心脏病患者，为避免其他器官（肾、肝、肺等）发生不可逆的严重损害，应当及早行心脏移植手术。

7. 心脏移植的绝对禁忌证有哪些?

答:(1) 全身有活动性感染病灶。

(2) 近期患心脏外恶性肿瘤。

(3) 肺、肝、肾有不可逆性功能损害。

(4) 严重全身性疾患(如全身结缔组织病等),生存时间有限。

(5) 供、受者之间 ABO 血型不一致。

(6) 经完善的内科治疗后,测肺动脉平均压>60mmHg,肺血管阻力>8 Wood 单位。

(7) 血清 HIV 抗体阳性者。

(8) 不服从治疗或滥用毒品、酒精中毒者。

(9) 患精神病及心理不健康者。

(10) 近期有严重肺梗死史。

8. 心脏移植的相对禁忌证有哪些?

答:(1) 年龄>65 岁者。

(2) 有陈旧性肺梗死。

(3) 合并糖尿病。

(4) 有脑血管及外周血管病变。

(5) 有慢性肝炎。

(6) 患有消化性溃疡病。

(7) 患有活动性心肌炎、巨细胞性心肌炎。

(8) 心脏恶病质(如体质差、贫血、低蛋白血症、消瘦等)。

9. 什么是脑死亡?

答:脑死亡是指以脑干或脑干以上中枢神经系统永久性地丧失功能为参照系而宣布死亡的标准。

10. 脑死亡的判定标准是什么?

答:(1) 先决条件:昏迷原因明确,排除各种原因所致的可逆性昏迷。

(2) 临床判定:深昏迷、脑干反射全部消失、无自主呼吸（靠呼吸机维持，自主呼吸诱发试验证实无自主呼吸），以上三项必须全部具备。

（3）确认试验：脑电图呈电静息、经颅多普勒超声无脑血流灌注现象、体感诱发电位 P14 以上波形消失，以上三项中至少有一项阳性。

（4）脑死亡观察时间：首次判定后，观察 12 小时复查无变化，方可最后判定脑死亡。

11. 供心大小的选择以移植后的供心能满足受体作功的需要为准则，该准则有哪三条依据？

答：①身高、体重；②肺血管阻力；③胸部 X 线片心脏投影的比较。

12. 供心缺血时间为多长？

答：供心安全缺血时间为 3 小时，上限为 4～5 小时。

13. 常用的免疫抑制剂有哪些？

答：①环孢素 A；②他克莫司（普乐可复、FK 506）；③吗替麦考酚酯（骁悉）；④单克隆抗淋巴细胞抗体（OKT3、噻尼哌、舒莱）；⑤多克隆抗淋巴细胞抗体（ALG/ATG）；⑥硫唑嘌呤；⑦环磷酰胺；⑧肾上腺皮质激素；⑨两性霉素 B；⑩氟康唑。

14. 哪种药物是最常用的免疫抑制剂？它的副作用有哪些？

答：最常用的免疫抑制剂是环孢素 A。

它的副作用有：

（1）循环系统：高血压。

（2）泌尿系统：肾毒性、高钾血症、高尿酸血症、低镁血症。

（3）消化系统：肝毒性、胃肠道不适、厌食、胰腺炎。

（4）内分泌系统：高脂血症、肥胖、闭经。

（5）神经系统：震颤、头痛、乏力、四肢感觉异常等。

（6）皮肤、黏膜：多毛症、面容变丑、牙龈增生。

（7）其他：继发感染、恶性肿瘤。

15. 心脏移植受者的术前准备包括哪些内容？

答：（1）强心、积极利尿、扩血管等药物治疗。

（2）控制每日液体的摄入量。

（3）抗心律失常治疗。

（4）必要时可考虑应用主动脉气囊泵（IABP）、人工心室机械辅助装置或全人工心脏等措施，以防治严重的心源性休克，作为过渡至获得供心进行移植手术。

（5）注意休息，谨防感冒。

（6）术前对受者进行心理素质粗略评估及全面的心理护理，同时做好家属的思想工作。

16. 供体在取心之前有哪些准备？

答：（1）呼吸系统的处理：脑死亡患者心搏尚未停止，应立即行气管插管进行辅助呼吸，以确保供体的呼吸功能。

（2）循环系统的支持。

（3）调整酸碱与电解质平衡，力求调整在正常生理状态。

（4）其他对症治疗：如调整体温、伤口包扎止血等措施。

17. 供体心脏选择的标准是什么？

答：（1）确诊为脑死亡并且家属同意捐献脏器。

（2）脑死亡原因明确，无影响移植后果的全身性疾病。

（3）年龄合适（40～50岁）。

（4）身高和体重与受体相符（±20%）。

（5）血型和淋巴毒试验相符。

（6）心脏经各种检查证实健康、正常。

（7）排除各种可能潜在的传染性疾病。

（8）有无心肺复苏过程，了解心肺复苏的处理过程，心脏停搏和低血压持续时间，心脏按压、电除颤等。

（9）正性肌力药物用量不大，用药时间不长。

（10）血氧饱和度、pH、电解质在正常范围内。

（11）预计可以在供心总缺血时间的允许范围内实现移植（包括切取、运输和移植）。

18. 移植的心脏与日常接受心脏手术的心脏有何不同？

答：（1）移植心脏缺失非冠状侧支血供，供心呈完全性缺血。

（2）采取远地取心法时，即使现代化的交通工具仍不能完全消化运输所需的时间，所以供心的缺血时间明显延长。

（3）移植心脏需要经过切取、运输和最后吻合，由于环境和条件的限制，一种方法很难满足不同情况的需要。

（4）移植后的心脏所面临的是肺动脉压升高，任何再好的心肌保护方法也无法改变这种新的局面。

（5）心脏为单一器官，移植后的心脏要有立即承担起全部循环功能的能力。

19. 为什么心脏移植后容易发生右心衰竭？

答：（1）供心的质量不佳，如受胸部外伤、心脏复苏时接受心脏按压、长时间的低血压或未被发现的冠状血管病变。

（2）供心的保护不佳所导致的缺血性损害，或移植后的排异反应。

（3）移植心脏与肺血管高阻力不相适应。

（4）其他：如与体外循环的相关因素或术后低血氧、败血症等有关。

心肌的缺血性损害和移植后的排异反应产生的结果是双心室衰竭，移植心脏与肺血管阻力不相适应时所导致的后果是急性右心衰竭。

20. 心脏移植术后的并发症有哪些？

答：①感染；②出血；③排异反应；④急性右心衰竭；⑤高血压、高脂血症：主要为免疫抑制剂的副作用造成；⑥其他脏器的并发症：肾毒性损害、肝损害；⑦精神心理问题；⑧远期并发症：移植心脏冠状动脉病变（因为排异反应主要在血管内皮上，造成小血管内皮增生）、恶性肿瘤。

21. 患者发生急性排异反应时有哪些临床表现?

答：（1）不明原因低热、周身不适、食欲不佳、活动能力下降等自觉症状。

（2）颈静脉怒张、下肢水肿、尿量减少，听诊出现舒张期奔马律等表现。

22. 患者发生慢性排异反应时有哪些临床表现?

答：（1）主要表现为广泛性远端冠状小动脉病变，心肌缺血。

（2）由于去神经后的心脏缺乏心绞痛症状，主要表现为进行性心功能不全，依靠冠状动脉造影确诊。

23. 心脏移植术前护理包括哪些内容?

答：（1）改善营养：是提高心功能的重要手段

1）鼓励患者进食高蛋白质、低脂肪、富含维生素的饮食。

2）进食不佳时，可给予静脉高营养。

3）间断少量输入新鲜血浆及白蛋白

4）必要时，应用促进消化吸收的药物。

（2）遵医嘱强心、利尿、扩血管和应用抗心律失常药物治疗，积极改善心功能。

（3）纠正酸碱、电解质紊乱，预防心律失常的发生。

（4）发生低钾血症时，补钾的同时注意补镁。

（5）限制液体入量，准确记录出入量。

（6）改善肺功能：间断吸氧，3次/日，每次30分钟。定时雾化吸入。指导患者深呼吸以及正确的咳嗽、咳痰方法。

（7）等待供心期间，应用主动脉气囊泵（IABP）、体外膜肺氧合（ECMO）及心室辅助护理。各种有创管路应保持清洁干燥，避免感染。必要时，加用抗生素。

（8）注意休息，条件允许时可鼓励患者下床活动，不宜长久卧床，预防感冒。

（9）保持大便通畅。

（10）完善术前各项检查及术前准备工作。

（11）评估患者的心理素质及给予心理护理，做好与患者和家属的交流、沟通工作。

24. 心脏移植术后护理包括哪些内容？

答：（1）血流动力学的监测：

1）供体心脏无神经支配，缺少机体的神经调节作用。患者不表现心绞痛，应做冠状动脉检查。

①应用阿托品类药物无效，常规应用异丙肾上腺素。

②出现室上性心动过速时，按压眼球无效（心率不变慢）。

③血压下降时，无心率增快的反应。

④术后早期供心窦房结功能在恢复之中，故心肌水肿、心动过缓多见。

⑤术后高血压常见，平均压＞80mmHg 会使供心增加不必要的负荷，且全身血管阻力增大，心肌耗氧量增加，易产生心肌损伤。常用药物：硝普钠和硝酸甘油。

2）控制输液量和利尿药的协调治疗，减轻右心室后负荷，避免出现右心衰竭。

①补充足够的血容量，调整血管活性药物的给药速度。

②注意补液的数量、种类。血细胞比容（HCT）＜30时应输入全血，HCT 为 30～35 时可输入晶体。

③术后 24～48 小时给予白蛋白及利尿剂。

④供心因缺血和再灌注损伤，可出现心肌水肿，心功能常暂时受到抑制，术后早期应用正性肌力药物以增加心排血量，改善外周灌注。更换药物时，小心谨慎。

3）循环监测包括应用多功能监护仪、漂浮导管的动态测压，目的在于全方位监测血流动力学变化。

①注意观察并及早发现有无急性右心衰竭。若中心静脉

压（CVP）持续升高，提示有发生右心衰竭的危险。

②密切监测肺动脉压力变化。

③发现心率（律）异常时，及时做床旁心电图（ECG）。移植心脏的心率变化主要依赖体液调节，在机体代谢需求发生变化时，心率变化比正常迟缓。可应用异丙肾上腺素或起搏器调节心率，保持心率≥100次/分。

（2）排异反应的观察：逐渐康复的患者出现不明原因的乏力、周身不适、食欲缺乏、活动后心悸、气短，特别是在术后1个月内，病情平稳时突然出现上述症状，应高度警惕。

（3）每日做床旁超声检查1～2次，了解检查结果。

（4）配合医生完成心肌内心电图的监测，做好患者的宣教工作。

（5）心肌活检的护理：

1）患者接走后，应再次擦拭、消毒房间，更换床单位。

2）了解术中情况。

3）按心导管检查术后护理常规护理。

（6）掌握免疫抑制剂的作用机制和副作用的观察。

（7）术后机械通气，根据血气分析结果调节呼吸机。及时纠正水、电解质、酸碱平衡紊乱。

（8）加强呼吸道管理，防止肺部并发症。每日拍胸片1次，连续2周，阅读胸片并与前一日做比较，每4小时听诊肺部呼吸音并记录。

（9）维护肾功能：观察尿量，定期监测肌酐和尿素氮。遵医嘱应用小剂量 $[2\sim3\mu g/(kg\cdot min)]$ 多巴胺，可扩张肾小动脉，增加肾的血流灌注。

（10）消化系统：保持胃管通畅，观察有无应激性溃疡的发生。促进胃肠功能的恢复，保护胃黏膜。

（11）对于安置起搏器的患者，按照起搏器护理常规护理。

（12）注重心理护理和人文关怀：注意患者周围环境、

与家人分离等。

（13）预防性抗感染治疗：注意观察用药后的效果及副作用。

（14）强心、利尿、扩血管治疗。

（15）严格限制液体摄入量，尽量减轻容量负荷。术后48～72小时维持负平衡。

（16）早期应用较强的扩张肺血管药物，如前列地尔（PGE1）、硝普钠、培哚普利（ACEI）等。

（17）应用营养心肌的药物，如果糖二磷酸（FDP）、护心通等。

（18）应用抗心律失常药物。

（19）抗凝及移植物远期冠脉血管的保护，采用小剂量双嘧达莫（潘生丁）、华法林等抗凝，长期服用肠溶阿司匹林及维生素E。

（20）保肝治疗及肾用药物（避免应用影响CsA代谢的药物，如大环内酯类药物、抗真菌类药物、他汀类降脂药、苯妥英钠等）。

（21）监测血糖，应用RI 4～12U/h泵入，根据医嘱定时监测血糖变化，及时调整胰岛素的用量。

25. 移植术后如何预防感染以及相关的护理措施有哪些?

答：（1）严格无菌操作。

（2）护理各种测压管，如动脉测压管，若病情需要，应在术后第5天更换。根据病情尽早拔除漂浮导管（3～4天）。深静脉导管可保留3～5天，如需保留，可更换导管。

（3）护理小组成员相对固定，入室前洗手、更衣、戴口罩和帽子、穿鞋套，方可进入。

（4）病室内勿摆放植物或未经削皮的水果，因可能存在霉菌。

（5）每日拖地2次，每晚消毒房间。6周之内每周做空气培养。

（6）监测体温：每日测 6 次或 4 次体温，＞37℃时留取痰标本，及时排胸片。

（7）观察身体所有穿刺置管部位的皮肤，贴膜随脏随换。

（8）每日观察口腔有无疱疹、溃疡，用抗真菌液漱口。

（9）加强呼吸道管理：注意痰的性质、量以及 X 线片的结果。

（10）每日留取标本化验，定期对痰、尿、口腔、伤口分泌物、穿刺针拔除后剪下的前端进行细菌培养。

（11）观察应用抗生素的效果。

（12）若长期使用呼吸机，应每周（7 天）更换一次管道。

（13）患者在术后 4 周内均实行保护性隔离，不许离开病房。

（14）注意观察全身皮肤，特别是腰背部有无带状疱疹。

26. 隔离病房及物品的准备

答：（1）物品的准备：

1）患者的被服（床单、被套、被子、枕套、病号服）以及毛巾、内衣等提前消毒备用。

2）备好消毒的隔离衣以及一次性口罩、帽子。

3）药品及用物准备齐全，以免频繁进出房间。

（2）房间的准备：

1）用健之素消毒液擦拭：包括监护仪及所有导线、呼吸机、输液泵、点滴架、床、小桌、柜子、椅子、地面、窗台、玻璃、门、卫生间、垃圾筐等。

2）首先对房间进行初步的清洁。

3）房间内备好抢救车及一切物品。

4）紫外线灯照射 2 小时。

5）房间消毒后，禁止入内。

6）工作人员进入隔离病房前必须洗手、穿隔离衣、穿鞋套、戴帽子和口罩。

7）禁止穿隔离衣离开房间。

（3）床单位的准备：

1）调试好监护仪，备好导联片、换能器（BP、CVP）、氧饱和度监测指套等。

2）设置呼吸机参数。

3）床上备好 2～3 块尿垫。

4）准备好胃管、尿袋，并注明日期，每周更换一次。随脏随换，注明日期。

5）准备好吸痰用物（吸痰管、吸痰盐水、手套），检查负压装置是否良好，并且试用。

6）准备好特护记录单。

27. 心脏移植术后最容易导致死亡的早期并发症是什么？

答：①感染；②出血；③非特异性器官衰竭。

28. 排异反应分哪几类？

答：①超急性排异反应；②急性排异反应；③慢性排异反应。

29. 急性排异反应如何诊断？

答：（1）细胞免疫学测定：测定 T_3、T_4 和 T_8 淋巴细胞，发生细胞排异反应时它们被认为最早改变，出现排异反应时 $T_4 / T_8 > 1$。

（2）心电改变：主要测定导联 I、II、III 和 V_1、V_6 的 QRS 波群的电压变化，发生低电压和心律改变有参考意义。

（3）胸部 X 线片：连续观察，对比心影的变化；但当心影明显扩大时，恐怕已经不是排异反应的早期了。

（4）超声检查：可以动态观察心脏功能的变化和心包积液的多少，比 X 线检查价值大。

（5）尿多胺测定：尿多胺量超过基数量的 28% 时有一定参考意义。

（6）磁共振（MRI）、同位素扫描等：被提出作为一种诊断心脏排异反应的方法，其价值值尚处于深入研究阶段。

（7）临床症状：如果患者在正常恢复过程中出现不明原

因的低热、周身不适、食欲不佳、活动能力下降等自觉症状，检查发现颈静脉怒张、下肢出现水肿、尿量减少、出现舒张期奔马律等体征，都是重要的提示性征象，应及早进行心肌活检。

（8）心肌活检：是诊断排异反应的金标准。

30. 移植物冠状血管病的病理改变是什么？其可能的发病机制是什么？

答：移植物冠状血管病的病理改变是冠状血管弥漫性病变，内膜呈同心圆样增厚，血管内粥样改变少见，坏死改变、胆固醇结晶、钙质沉着较少发生，这与心肌缺血导致的弥漫性血管内膜病理改变相似。

目前认为移植物冠状血管病可能的发病机制包括免疫学因素和非免疫学因素两方面。一方面是免疫反应，且细胞免疫和体液免疫都参与血管内膜的损伤过程，引起移植物冠状血管病。国外较多研究认为，免疫学因素和抗排异反应药物的应用是移植物冠状血管病发病的重要因素。另一方面是非免疫学因素，如供心缺血性损伤、高浓度钾离子对冠状血管内皮具有损害作用等。因此，移植物冠状血管病可能是各种原因造成血管内膜损害后机体愈合反应的结果。

七、造血干细胞移植部分

1. 造血干细胞移植方式有哪几种？

答：有人类白细胞抗原（HLA）配型相合和 HLA 配型不合两种。

2. 造血干细胞来源有几种？

答：造血干细胞具有良好的造血功能。供、受者经过HLA 配型后，供者的人类白细胞抗原与受者相匹配后，才能为受者捐献造血干细胞。具体有以下几种：供者的骨髓血、供者的外周血、胎儿的脐带血。

3. 造血干细胞移植患者如何进行药物淋浴？

答：层流洁净室属于无菌区域，空气洁净度达99.99%。患者进入层流洁净室前，用皮肤消毒液淋浴20分钟，洗浴时使用无菌棉签将患者的鼻腔、外耳道、脐、肛周等皮肤皱褶处洗净，然后用无菌被单将患者包裹后进入层流洁净室。

4. 药物淋浴患者出现晕厥、虚脱的处理方法有哪些？

答：（1）专人守护，随时询问患者的身体状况，告知患者浴室内的防护装置，如淋浴凳、扶手，避免发生跌倒。

（2）出现晕厥、虚脱后，立即通知医生，停止淋浴，患者平卧，注意保暖，打开浴室门通风，手指掐压人中、内关、合谷等穴位。

（3）遵医嘱口服葡萄糖或进行静脉补液治疗，待患者精神好转后遵医嘱继续药浴。

5. 工作人员进入层流室的基本步骤有哪些？

答：工作人员在一室*更换二室拖鞋，洗手后更换分身隔离服，戴口罩、帽子进入二室。快速手消毒液消毒双手更换三室拖鞋，再次消毒双手进入三室。消毒双手后，更换四室拖鞋，穿无菌隔离衣，戴无菌手套，进入四室进行各项治疗和操作。

6. 造血干细胞移植患者日常如何进行口腔护理？

答：患者每日用5%碳酸氢钠（改变口腔内的pH，预防口腔真菌感染）和复方氯己定含漱液（预防口腔细菌感染）交替漱口，每次用漱口水含漱1～2分钟。同时在三餐后进行口腔护理，防止口腔感染。

*注：层流洁净室共分为一室、二室、三室、四室四个部分，每个部分的功能不同。本书中一室作为医务人员的更衣室，换无菌隔离衣；二室为工作人员的工作区；三室为配药室；四室是患者居住的区域。

7. 造血干细胞移植患者出现口腔真菌早期感染如何处理?

答:造血干细胞移植患者长期使用抗生素,易导致真菌感染。口腔真菌感染早期表现为口腔黏膜出现白斑。针对这种表现,使用抗真菌药物制霉菌素片,将制霉菌素片研成粉末状后,混入碘甘油中搅拌均匀后涂抹在白斑处,每日3次。

8. 造血干细胞移植患者日常鼻腔护理方法有哪些?

答:用 0.25%氯霉素眼药水滴鼻,每个鼻孔滴 1 滴,每日 3 次,滴后让患者用力深吸气,使氯霉素眼药水均匀吸附在鼻腔,以防止鼻腔感染;每日用棉签蘸 2%碘仿油膏涂抹鼻腔 3 次,每个鼻孔用一根棉签,防止鼻腔感染。如鼻腔中有鼻痂,指导患者勿用手挖鼻腔以免引起鼻出血,预防鼻腔脓肿形成。如遇鼻腔出血的患者,通知医生,使用无菌棉球或止血药填塞鼻腔直至不出血为止。若仍出血不止,则请耳鼻喉科医生会诊进行后鼻孔填塞。

9. 造血干细胞移植患者日常肛周护理方法有哪些?

答:由于肛周皮肤皱褶较多,容易藏污纳垢,因此特别注意肛周皮肤的清洁。当患者白细胞低于 1×10^9/L 时,每日两次使用聚维酮碘水(1000ml 水+1ml 聚维酮碘)坐浴 15~20 分钟后擦干,并用 2%碘仿油膏涂抹肛周;每次便后用上述聚维酮碘水清洗,并涂 2%碘仿油膏,以预防肛周感染。

10. 造血干细胞移植患者层流室内日常皮肤护理方法有哪些?

答:每日用 1:2000 氯己定水全身擦浴(包括洗脸、洗手、擦身、泡脚)以预防皮肤感染,更换干净柔软的内衣裤。

11. 造血干细胞移植患者出现口腔溃疡时常用的护理方法有哪些?

答:当口腔出现溃疡时,增加漱口次数,同时采用药物和非药物治疗。

（1）药物治疗主要根据于黏膜破溃处培养的细菌选择敏感药物：①真菌感染使用制霉菌素片，病毒感染使用阿昔洛韦，将药片研成粉末分别加入到碘甘油内搅拌均匀后涂在溃疡处；②可使用粒细胞-巨噬细胞集落刺激因子含漱，促进口腔黏膜细胞的生长；③使用镇痛药物利多卡因含漱缓解疼痛。

（2）非药物治疗主要使用紫外线治疗仪进行照射治疗，以起到消炎杀菌、促进组织修复和伤口愈合的作用。

12. 造血干细胞移植患者日常眼部护理方法有哪些？

答：每日用利福平及 0.25％氯霉素眼药水交替滴眼，氯霉素滴眼液和利福平眼药水均是广谱抗生素，以预防结膜炎、角膜炎。如移植后眼部出现干燥、无泪的表现，可用人工泪缓解症状，告知患者不得揉眼，防止将细菌带入眼内引起感染。

13. 造血干细胞移植前患者输注白消安突发癫痫发作的急救措施有哪些？

答：白消安是进行造血干细胞移植预处理方案中所应用的一种免疫抑制剂，对中枢神经系统可以产生副作用，通过血脑屏障诱发癫痫发作。患者表现为四肢较大幅度的抽动、神志不清、牙关紧闭等症状。急救措施如下：

（1）输注前及输注当日和输注后 3 天准备压舌板。

（2）发生癫痫时立即通知医生，使用开口器或用缠有纱布的压舌板放在上、下磨牙之间，避免患者咬舌。

（3）松开患者衣领，头转向一侧，清理呼吸道的分泌物，防止发生误吸。

（4）持续低流量吸氧，必要时予以面罩吸氧。

（5）避免强行按压患者肢体，以免骨折。

（6）遵医嘱给药，如地西泮、苯巴比安等。

（7）给予床挡保护，防止发生坠床，必要时予以约束带保护。

（8）心电监测，密切观察患者生命体征及神志，并详细记录病情变化。

14. 造血干细胞移植患者中心静脉插管出现气胸时的急救措施有哪些？

答：气胸是中心静脉插管过程中可能出现的并发症，由于穿刺针的误伤导致肺、气管、支气管破裂，胸膜破损，使空气进入胸膜腔，造成开放性气胸。患者出现胸闷、呼吸困难并逐渐加重，听诊穿刺侧呼吸音减弱。遇到这种情况应做好以下护理：

（1）立即停止插管，吸氧，并根据呼吸困难程度调整氧流量。

（2）伤口加压包扎，患者取半卧位。

（3）遵医嘱给予镇静剂、止痛剂。

（4）密切观察生命体征、胸闷情况，详细记录特护记录。

（5）配合医生为患者进行床旁胸片的检查。

（6）症状严重患者需做闭式胸腔引流。

15. 双腔锁骨下中心静脉插管日常维护的注意事项有哪些？

答：（1）伤口观察与护理：造血干细胞移植患者免疫功能低下，因此红、肿、热、痛炎性反应弱。护士密切注意伤口局部皮肤变化并做详细记录，以便次日对照观察。伤口换药每周一次，如局部出现红、肿、热、痛的表现，改为每日一次，同时用紫外线治疗仪照射治疗。所用皮肤消毒液为0.5％聚维酮碘，消毒6遍，穿刺处的聚维酮碘保留，可以使碘离子不断地释放，起到长时间消毒作用。当伤口有白色分泌物时，需取分泌物做培养，遵医嘱拔除中心静脉导管，留取导管头端2～3cm做管端培养。

（2）滴速的观察：液体经中心静脉导管的重力滴速一般可达80滴/分以上。如果发现重力滴速变慢，先检查导管有无打折；如经导管不能顺利抽得回血，检查导管是否脱出或导管内是否有血凝块。若导管自静脉脱出，应立即拔除。若导管内有血凝块，可用 6125U/ml 肝素 0.1ml 或 5000U/ml 尿激酶 0.5ml 封管 1 小时，回抽出药液后再用生理盐水反复冲管，直至管腔通畅。如使用输液泵，则每天至少将输液管道脱离输液泵一次，检查重力滴速是否正常。

（3）液体泄漏：当导管老化、折断或自静脉内脱出时，都可造成液体自导管的破损处或进皮点外漏。如发现上述情况，应立即拔除。

16. 中心静脉导管输液时发生空气栓塞的急救措施有哪些？

答：由于输液时空气未排尽、输液器墨菲（Murphy）滴管倒置、输液管道衔接处不紧密等原因，造成空气进入输液管道，发生空气栓塞。患者可诉胸部不适，呼吸困难、咳嗽、烦躁、昏迷，严重时可发生心搏骤停，甚至突然死亡。一旦发生，应立即抢救。

（1）关闭输液水止，通知医生。患者立即采取左侧卧位和头低脚高位，使患者在吸气时可增加胸腔内压力，而减少空气进入静脉；左侧卧位可使肺动脉的位置低于右心室，使气泡向上飘移至右心室尖部，以避开肺动脉入口。

（2）吸氧，遵医嘱调整氧流量。

（3）气泡较大时，可以拍患者背部。由于背部震动及心脏跳动，空气被混成泡沫，分次小量地进入动脉内，解除肺动脉入口的阻塞。

（4）专人看护，安慰患者，缓解患者紧张情绪。

（5）密切观察生命体征及胸闷情况。

17. 中心静脉导管堵塞如何处理？

答：中心静脉导管堵塞是由于小血块或纤维组织凝集成块造成的，应用尿激酶封管可将凝块溶解。尿激酶的作用为激活血纤维蛋白溶酶原（纤溶酶原）成为有活性的血

纤维蛋白溶酶（纤溶酶），从而使血纤维蛋白凝块（血栓）
溶解。

（1）尿激酶通管最终浓度为5000U/ml，通管液体总量
不大于0.5ml。

（2）用止血钳（止血钳与导管之间垫纱布，防止导管损
伤）或导管上的夹子将导管夹闭。

（3）用20ml注射器持续抽吸导管，使管腔形成负压。

（4）导管前端接通管液0.1ml，打开被夹闭的管腔，使
封管液自行吸入。

（5）封闭堵塞导管至少30分钟后，再用含有生理盐水
的20ml注射器抽回血2~3ml并弃去，最后用40ml生理盐
水脉冲式封管。

18. 中心静脉导管误插入动脉如何处理？

答：根据回血的颜色来判断中心静脉导管是否进入静
脉。颜色鲜红为动脉血，暗红色为静脉血。

（1）当中心静脉导管误插入动脉后，应立即将导管拔
出，伤口加压包扎。

（2）监测生命体征，给予心电监测。

（3）密切观察伤口有无渗血，渗血量以及颜色。

（4）观察加压包扎的部位以及绷带的松紧度。

（5）密切观察生命体征。

19. 中心静脉导管渗液如何处理？

答：造成中心静脉导管伤口处渗液的原因有：血管弹性
差，导管壁与血管壁之间存在空隙；患者皮下脂肪少，肌肉
松弛，置管后周围组织包裹不严；置管时反复穿刺，造成周
围组织损伤，穿刺点周围组织修复、愈合不良。

（1）此时应加压包扎中心静脉导管伤口，观察24小时。

（2）加压包扎后，观察伤口敷料渗湿的速度，如停止渗
液，此管可继续使用。

（3）如继续渗液，则需要判断双腔中心静脉导管漏液部

位，如能判断出漏液部位，则漏液的管道将停止使用。

20. 如何预防中心静脉插管出现炎性反应？

答：（1）严格执行手卫生操作，术者按照洗手"六步法"流动水清洁双手。

（2）术者采取高级别防护，着装无菌隔离衣，戴一次性无菌帽子、口罩，戴无粉、无菌手套。

（3）置管后确定导管尖端位置。

（4）静脉输液使用终端过滤器，以过滤掉输液中存在的微粒和污染的革兰阴性菌产生的内毒素，降低输液相关性静脉炎发生率。

（5）置入导管的伤口用透明敷料覆盖，以便有效地对导管周围皮肤进行观察。

（6）护士每班次交接评估置入中心静脉导管处周围皮肤变化，有无红、肿、热、痛的炎性反应。

（7）在置入中心静脉导管后连续三天每天给予紫外线治疗仪照射导管伤口。

（8）严格无菌技术操作流程，在置入中心静脉导管连续三天每天使用 0.5％ 聚维酮碘进行导管处伤口换药，以后每周换药一次。

21. 中心静脉插管出现炎性反应时如何处理？

答：（1）重视患者主诉，做好疼痛评估。

（2）密切监测体温变化，实时记录。

（3）若导管置管伤口处有分泌物渗出，进行分泌物细菌培养。

（4）严格无菌技术操作流程，给予置管伤口处 0.5％ 聚维酮碘换药，每日一次。

（5）紫外线治疗仪照射导管置管口皮肤。

（6）遵医嘱拔除中心静脉导管，同时留取导管前端进行管端培养。拔除导管时先给予导管处皮肤无菌换药，无菌剪刀拆掉导管缝线后，再拔除导管。剪导管与拆缝线的无菌剪刀需分开使用，不要使用同一把。留取导管标本的过程需严格无菌操作，谨防导管触及无菌瓶口外，以免影响培养结果。

22. 造血干细胞移植患者带有中心静脉插管时药浴应如何处理？

答：（1）进入层流室前评估中心静脉导管位置及插入深度。

（2）评估置管处伤口皮肤颜色，询问患者的感受。及早发现问题，以免将有问题的导管带入层流室，造成导管的感染。

（3）药浴前给予 0.5％聚维酮碘换药，消毒中心静脉插管处伤口及外露的导管，消毒面积大于敷料面积，消毒后更换无菌敷料。再用相同的无菌敷料重叠覆盖于原敷料周边，扩大敷料固定面积，同时固定导管输液接头。

（4）锁骨下中心静脉置管的患者入层流室用 0.5‰氯己定水全身擦浴，勿让药浴水渗入伤口敷料内。

（5）对经外周静脉置入的中心静脉导管（PICC），可让患者淋浴，嘱咐患者淋浴时抬高患肢 45°，防止淋浴水进入导管敷料内。

（6）患者进入层流室后用 0.5％聚维酮碘于插管处皮肤换药 6 遍，连续三天每天用紫外线治疗仪照射插管处，同时继续用 0.5％聚维酮碘换药。

23. 造血干细胞移植患者出现大量腹泻时的护理要点有哪些？

答：（1）遵医嘱严格限制饮食类别。

（2）做好患者心理护理，尤其是对禁食的患者。此时由于治疗的需要，患者使用激素类药物，饥饿感更为强烈，护士应耐心为患者讲解禁食的目的，取得患者的配合。

（3）为患者送餐时微波消毒饮食，饭菜用微波炉高火加热 5 分钟，粥、汤及面食类用微波炉高火加热 3 分钟。

（4）每班次评估患者腹泻的次数，大便的性状、颜色、量，以及腹泻的伴随症状。

（5）每次腹泻的量用弹簧秤计量并记录。

（6）遵医嘱收集便标本送检。

（7）严格记录出入量，每4小时总结一次。

（8）做好患者肛周护理，保护好肛周皮肤、黏膜，每次便后给予1‰聚维酮碘水冲洗，用无菌纸巾拭干后，涂抹2%碘仿软膏，防止肛周皮肤感染和破溃。

（9）患者腹泻次数多时，每次擦拭肛周应动作轻柔，用无菌纸巾沾干，以免擦破皮肤。

24. 造血干细胞移植患者肛周外痔的护理要点有哪些？

答：（1）每班次评估患者肛周外痔的大小、颜色、位置，有无破溃和压痛。

（2）患者肛周外痔有压痛时，嘱患者侧卧位，避免平卧时压迫外痔。

（3）做好患者肛周护理，每次便后给予1‰聚维酮碘水冲洗，冲净外痔上的污垢，局部涂抹2%碘仿软膏，防止肛周皮肤感染和破溃。

（4）每次便后用1‰聚维酮碘水坐浴20分钟。

（5）嘱患者多吃蔬菜、多饮水，保证排便通畅。

（6）采用紫外线治疗仪照射肛周。

（7）若肛周外痔伴疼痛，每日用中药艾草水坐浴两次，每次15～20分钟。（配制方法：用1000毫升水＋50g艾草文火煮20分钟后，取其上清液灌入煮沸好的空瓶中待用）。

（8）指导患者做提肛、缩肛运动，以增强肛门括约肌的肌力，防止外痔脱垂。

25. 造血干细胞移植患者出现黄疸时的护理要点有哪些？

答：（1）每日观察皮肤、黏膜黄染程度，做好记录。

（2）监测相关化验值，如转氨酶、胆红素。

（3）密切观察患者生命体征、神志，及早发现肝性脑病先兆。

（4）观察胃肠道症状，如有无腹痛、恶心、呕吐，并记录呕吐次数以及呕吐物性状、颜色、量。

（5）观察、记录大小便次数、性状、颜色和量。

（6）若患者出现皮肤瘙痒，告知患者不要用手抓挠，以免损伤皮肤导致破溃。

（7）饮食以低蛋白、低脂、清淡、半流质为宜，忌食油腻。

（8）增加液体摄入，多饮水，如果汁、红枣水、米汤，促进毒物的排泄。

26. 造血干细胞移植患者出现腹水的护理要点有哪些?

答：（1）每日测量腹围、体重，固定测量腹围及体重的时间。

（2）患者严格卧床休息，增加水钠排泄及利尿作用，如有心悸、呼吸困难，可取半卧位。

（3）集中安排治疗和护理，创造安静舒适的环境，保证患者充分休息。

（4）卧床期间制定患者翻身登记表，定期变换体位，活动四肢，防止压疮发生。

（5）发生腹水时，患者腹部膨隆，皮肤紧绷、发亮、变薄，极易感染、破溃，做好皮肤护理，给予 1：2000 氯己定水溶液擦浴，清洁皮肤。

（6）患者着棉质、宽松内衣，臀部、阴囊、下肢水肿可用棉垫托起，以减轻局部受压，改善血液循环。

（7）当患者 WBC$<1\times10^9$/L 时，所用床单位用物、衣服需高压灭菌后使用，防止皮肤感染。

（8）遵医嘱限制液体量。每 4 小时总结一次出入量。

（9）根据病情给予高蛋白质、高维生素、低脂、低盐、易消化、少渣饮食，少食多餐，减轻消化道负担。

（10）监测相关化验值，进行血电解质分析。

27. 造血干细胞移植患者突发便血时应如何处理?

答: 造血干细胞移植后合并移植物抗宿主病 (GVHD) 或肠道病毒感染或消化道溃疡等都可出现便血的表现, 护理上应注意:

(1) 观察便血的颜色、性状、量及次数。

(2) 检查判断出血部位, 痔疮出血为鲜红色, 上消化道出血为柏油便。

(3) 突发消化道出血时, 应及时开放静脉通路, 遵医嘱补液、给予禁食。

(4) 遵医嘱给予止血药。

(5) 密切观察并详细记录生命体征, 尤其注意血压值的变化。准确记录 24 小时出入量。

(6) 留取便常规、便培养标本及时送检。

(7) 给予心理护理, 以减少紧张、恐惧、焦虑心理, 以免加重出血。

(8) 保持肛周清洁, 便血后给予 1‰聚维酮碘水冲洗, 局部涂抹 2%碘仿软膏, 预防肛周感染。

(9) 保持床单位清洁, 有污渍及时更换。患者 WBC<1×10^9/L 时, 所用被服必须经高压灭菌后才可使用, 防止肛周感染。

28. 造血干细胞移植患者出现皮肤损伤的护理方法有哪些?

答: 皮肤损伤是造血干细胞移植患者急性移植物抗宿主病 (GVHD) 的表现之一。皮损程度分为四度。I度: 在面部、躯干、手掌、足底有风疹样皮疹。II度: 皮疹增多, 出现红皮病、皮肤干燥, 有脱屑。III度: 全身出现红皮病。IV度: 红皮病进一步进展, 出现水疱和皮肤脱落。

(1) 观察患者出现皮疹的面积、部位, 出现瘙痒时不要用手抓挠, 以免因粒细胞缺乏, 抓破皮肤造成感染。

(2) 保持皮肤清洁, 穿着柔软棉质内衣; 保持床单位清洁, 随时清理皮肤碎屑, 增加舒适感。

（3）皮肤干燥时局部涂抹香油。如果患者对香油气味不习惯，可涂抹橄榄油。患者 WBC$<1\times10^9$/L 时，香油或橄榄油需用微波炉高火加热 3 分钟消毒灭菌后再用，防止皮肤感染。此阶段不能用日常润肤品，因润肤品不能消毒。如果 WBC$>1\times10^9$/L，可用润肤品涂抹。

（4）皮肤破溃时，用 0.5％聚维酮碘无菌棉球消毒皮肤破溃区域 3 遍后，外敷 0.5％聚维酮碘油纱布，每日 3 次。每次换药时不要将前一次换药时已贴敷在表皮的油纱布撕掉，以免造成新的创面，需用无菌剪剪掉已从皮肤上脱离的纱布。

（5）皮肤结痂时应用灭菌凡士林软膏及红霉素眼药膏交替涂抹，每日 3 次。

（6）皮肤大面积剥脱时为减少被服与皮损的摩擦，使用床架将盖被支起。床架栏杆使用灭菌纱布缠绕，避免皮肤直接接触铁质床架，以免增加摩擦损伤皮肤。灭菌纱布每 3 日更换一次。

（7）皮肤出现鳞屑样剥脱时，用软毛巾轻轻擦去鳞屑，忌用手剥掉薄膜。每日用 0.2％氯己定水溶液全身擦浴，擦浴前将水温调试至 39～41℃。严禁使用肥皂水、盐水清洗。

（8）皮肤破损处渗液时，用无菌注射用水清洗后，根据破溃部位，使用纳米银无菌敷料。根据皮肤破溃的面积，将纳米银敷料裁剪成相应大小的面积敷于患处。

（9）男性患者若有阴囊皮肤破溃，用 0.5％聚维酮碘油纱布将睾丸、阴茎轻轻包裹，每日 6 次，每次 1 小时。

（10）若有皮肤疼痛，局部应用 2％利多卡因湿敷，每 4 小时敷一次。在换药前遵医嘱使用止痛剂，减轻换药过程中的疼痛。

29. 造血干细胞移植患者输液时出现过敏性休克的护理措施有哪些？

答：（1）休克主要由于有效循环血容量绝对或相对不足，使脏器和组织的微循环灌注不良、组织缺氧、细胞代谢紊乱，最后造成重要脏器功能衰竭。过敏性休克是对某些药物或生物制品产生严重过敏反应，使周围血管扩张，循环血量相对不足。

（2）立即通知医生并将液体更换为灭菌生理盐水继续开放静脉。

（3）患者平卧，头部低位，注意保暖。

（4）吸氧。

（5）迅速建立各项监测，如中心静脉压、尿量等。

（6）病情观察：严密观察患者神志状态、面色、四肢温度、毛细血管再充盈情况，定时测量血压、脉搏、呼吸及尿量，并详细记录。经治疗后，若患者由昏迷转为清醒，或由烦躁不安转为神志清楚、安静，肢端变温暖、冷汗减少，皮肤色泽变红，尿量增加，血压回升，说明病情好转。

（7）昏迷者按昏迷护理常规进行护理，保持口腔卫生及皮肤清洁，进行留置尿管护理和气管插管护理。

30. 造血干细胞移植患者静脉输注甲氨蝶呤（MTX）时如何护理？

答：在骨髓移植进程中短疗程 MTX 联合环孢素 A（CsA）可预防移植物抗宿主病（GVHD）。MTX 应用过程中应注意观察以下要点：

（1）输注 MTX 易引起食管炎、口腔溃疡和口腔黏膜炎。

（2）输注 MTX 前确定静脉通路，导管无渗液、渗血，防止药液外渗损伤皮肤。

（3）遵医嘱在输注 MTX24 小时后给予亚叶酸钙墨菲小壶解毒。

（4）输注 MTX 当日给予亚叶酸钙漱口，指导患者正确的漱口方法。每次含漱 1～2 分钟，再将漱口液吐出。含漱同时，适当吞咽少量漱口液，达到冲洗食管的目的。

31. 造血干细胞移植患者静脉输注环孢素 A（CsA）时的护理措施有哪些？

答：（1）CsA 浓缩液应用生理盐水或 5％葡萄糖稀释，然后缓慢输入静脉，输注时间应为 2～6 小时。一经稀释，溶液必须于 48 小时内使用或遗弃。

（2）CsA 注射液不能长期置于塑料容器内，因为浓缩药液中的聚氧乙烯蓖麻油可使聚乙烯中的邻苯二甲酸盐溶出，影响药效。

（3）CsA 属于免疫抑制剂，应在生物安全柜内配置，剩余药液需用注射器抽吸出置于医疗垃圾内，防止药液在空气中弥散。

（4）造血干细胞移植患者 CsA 血药浓度需维持在 150～250ng/ml，遵医嘱监测 CsA 血药浓度。

（5）CsA 毒副作用易引起肝肾功能的损害，注意输注速度。

（6）次日晨留取测定 CsA 血药浓度的血标本时，必须在 CsA 输注完毕 6 小时以上采集。如果患者于夜间 12 点以后输注完毕，需告知医生，以免影响 CsA 血药浓度测定的准确性。

（7）留取 CsA 血药浓度血标本必须经外周静脉采集，不可从静脉导管内采集，以免血标本吸附于导管内壁，影响 CsA 血药浓度数值。

（8）给药时告知患者，出现发热、头晕、胃肠道不适应及时告知医护人员。

（9）告知患者输注 CsA 的毒副作用，如多毛、指端及肌肉震颤、皮肤黑暗，停药后这些副作用可逐渐消失。

32. 造血干细胞移植患者静脉输注阿糖胞苷的护理措施有哪些？

答：阿糖胞苷是一种骨髓抑制剂，应用后会出现贫血、血细胞减少症、巨幼红细胞增多症和网状红细胞减少。（塞德萨™综合征主要表现为发热、肌痛、骨痛、偶尔胸痛、斑丘疹、结膜炎和不适。）骨髓移植需要使用大剂量阿糖胞苷治疗，应注意观察以下要点：

（1）大剂量应用后可出现严重的、甚至是致命的中枢神经系统、胃肠道和肺部毒性，可出现周围运动和感觉神经病变，不明原因的弥散性间质肺炎。

（2）应注意患者是否有厌食、恶心、呕吐、腹泻、肝功能不正常、发热、皮疹，血栓性静脉、口腔或肛门炎症或溃疡。

（3）给予心电监护，观察心功能的变化。

（4）遵医嘱进行全血细胞分析，定期测定肝肾功能。

（5）阿糖胞苷属于化疗药，需在生物安全柜内配置。

（6）告知患者输注过程中出现任何不适需及时通知医护人员。

（7）监测体温，对高热者给予冰袋物理降温，做好记录。

（8）严格执行无菌操作原则。

33. 输注造血干细胞的护理措施有哪些？

答：（1）两名护士共同核对供者、受者姓名以及输血量。填写《输血核对表》。

（2）输注造血干细胞前与患者反向识别，核对供者姓名、血型。

（3）输注干细胞使用一根输血器，如果需增加长度，连接一根不带滤器的延长管。

（4）遵医嘱确认造血干细胞的输注速度。

（5）专人看护造血干细胞的输注，密切观察患者生命体征，有无胸闷、憋气、寒战等症状。出现上述症状与体征时立即告知医生，遵医嘱对症处理。

（6）骨髓血输注要求：

1）接到骨髓血后确认供者、受者血型，与医生核对骨髓血血型。

2）骨髓血输前需倒挂 30 分钟，使骨髓血中的脂肪颗粒上浮。

3）输每袋骨髓时不要将上浮的脂肪颗粒输入患者体内，一定要废弃掉，以免造成脂肪颗粒栓塞。

4）输注完毕后用灭菌生理盐水冲净导管，再脉冲式封闭中心静脉导管。如需要继续输液，则要重新更换新的输液管路。

（7）输注脐带血干细胞要求：

1）在中心静脉插管端口连接三通。因脐血的量少，输注时使用一根输血器，不用延长管，减少脐血干细胞的损失。

2）穿刺脐血袋时，用止血钳先夹紧输注端，再扎入针头，以免脐血外漏。

3）针头刺入输注端后，慢松止血钳，确认不漏液，再打开止血钳。

4）为缩短脐血在体外留置的时间，在三通处连接一根20ml 无菌注射器，直接从输血器中将脐血抽入注射器后，转动三通开关，按照医嘱速度将脐带血干细胞缓慢、匀速推入中心静脉。

5）在推动过程中，密切观察患者有无胸闷、憋气、寒战等症状，及时发现、及时处理。

6）输注完毕后，用 20ml 空注射器抽取生理盐水 20ml，以脉冲式注入中心静脉插管后封管。

34. 自体造血干细胞解冻的护理方法有哪些？

答：（1）准备自体干细胞解冻的操作环境：正压超净台。于前一天检查超净台运行是否正常，用 75％酒精擦拭超净台内四壁及台面，用紫外线消毒超净台 2 小时。

（2）准备恒温水浴锅，用 75％酒精擦拭水浴锅内壁及外围，放入超净台一同进行紫外线照射。

（3）准备 3000ml 灭菌生理盐水 2 袋、无菌治疗巾 2 块、无菌剪刀 1 把、无菌纱布数块、水温计 1 支。

（4）于解冻自体干细胞前 1 小时，用无菌剪刀剪开灭菌生理盐水袋，向水浴锅内倒入 3000ml 灭菌生理盐水 2 袋，水位到达水浴锅中位即可。调节水浴锅调温钮加热至 37～41℃之间，将水浴锅温度调至恒温。

（5）解冻前由解冻人员再次测量、确定水浴锅内灭菌生理盐水温度，要求每袋自体干细胞在 1 分钟内解冻完毕。

（6）解冻干细胞前、后，检查血袋有无破裂，与解冻人员共同核对患者床号、姓名、血袋编号、血量。

（7）解冻后用无菌治疗巾擦净血袋外液体，按照自体干细胞输注流程回输给患者。

（8）准备回输自体干细胞管路一套：输血器 1 根、延长管 1 根，三通 1 个。

（9）回输自体干细胞之前遵医嘱给予抗过敏药，使用 20ml 注射器从三通处遵医嘱以每分钟 10ml 匀速推注至输注完毕。

（10）推注过程中观察、询问患者感受，如恶心、呕吐，指导患者做深呼吸，以便将二甲基亚砜从呼吸道排出。回输后观察患者尿量及颜色，如有改变，及时告知医生。

35. 采集骨髓血过程中如何预防血凝块的发生？

答：（1）与巡台护士核对肝素抗凝剂的剂量，每毫升生理盐水含肝素 62.5U。

（2）抽出的每一管骨髓血都要轻轻摇匀，使采出的骨髓血充分与肝素混匀，以免凝血。

（3）采集出的骨髓血需依次摆放好，过滤时按采集先后顺序拿取。

（4）如空针内出现血凝块，轻轻摇动并告知医生。

（5）出现血凝块过多时，及时告知医生，分析原因，及时解决。

36. 造血干细胞移植患者放疗后出现高热如何处理？

答：（1）密切监测 72 小时体温变化，并详细记录。

（2）因为放疗照射导致表皮损伤，勿用酒精擦浴，给予冰袋物理降温、温水擦浴，动作轻柔。

（3）遵医嘱合理使用抗生素。

（4）保持皮肤清洁、干燥，及时更换床单位。

（5）鼓励、协助患者多饮水，每日 2500～3000ml，准确记录 24 小时出入量。

（6）给予清淡、易消化的高热量、高蛋白质流食或半流食。

（7）保持口腔清洁，每日口腔护理 4 次，并用氯己定含漱液及碳酸氢钠交替漱口。

（8）严格无菌操作。

（9）向家属及患者做好宣教，解除顾虑，及时向医生报告高热的伴随症状。

37. 造血干细胞移植患者放疗前皮肤如何护理?

答：造血干细胞移植患者放疗后可出现皮疹、红斑、丘疹，放疗前做好皮肤护理有利于与放疗后皮肤进行对比，及时、早期为放疗后的皮肤实施护理。

（1）评估皮肤是否完整，有无破溃。

（2）放疗前用绷带固定好静脉管路，勿用胶布粘贴固定，以免增加皮肤损伤发生率。

（3）中心静脉导管处伤口勿用黏性敷料粘贴，而需使用无菌纱布加绷带覆盖并固定。

（4）有皮肤破溃处时告知医生，遵医嘱给予处理，用无菌纱布覆盖。

38. 造血干细胞移植患者放疗后皮肤如何护理?

答：造血干细胞移植患者放疗剂量为 700～770rad，大剂量放射治疗后使皮肤上皮的生发层细胞和真皮及皮下组织的血管丛受损，破坏了皮肤的防御屏障，增加感染机会。因此，放疗后应做好以下护理：

（1）放疗后当日给予患者温水擦浴，进入层流室。

（2）评估皮肤颜色、完整性。

（3）放疗后 3 日内禁用无菌黏性敷料及胶布粘贴皮肤。

（4）观察患者皮肤颜色，是否发红及有无皮疹，询问患者皮肤有无烧灼感。

（5）放疗后 1 周内高热禁用酒精擦浴。

39. 造血干细胞移植患者皮下注射出现血肿时如何处理?

答：（1）每日观察全血细胞分析结果，尤其重视血小板计数。

（2）注射时严格采用无菌技术操作，注射后用无菌棉球按压针眼处 3~5 分钟。

（3）每日观察体温变化。

（4）每日评估皮下血肿的范围、硬结大小、疼痛情况及皮肤颜色、温度。

（5）每日评估患侧的活动耐力。

（6）给予 0.5% 聚维酮碘换药，每日 3 次，严格无菌操作。

（7）血肿 24 小时内使用冰袋局部冷敷。

（8）24 小时后使用聚维酮碘、紫草油纱布交替换药，每日 3 次。

40. 自体造血干细胞移植患者回输干细胞时出现恶心、呕吐如何处理?

答：采集的自体造血干细胞在 $-196℃$ 的液氮罐中保存，待患者预处理结束后再进行输注。冻存的自体造血干细胞内含有细胞保护剂二甲基亚砜（dimethyl sulfoxide，DMSO），随着解冻后的自体造血干细胞输入体内，二甲基亚砜的副作用可引起患者恶心、呕吐。因此，一旦发生恶心、呕吐，需要做以下处理：

（1）输注自体造血干细胞前为患者准备塑料袋。患者呕吐时协助其头偏向一侧，将呕吐物吐在塑料袋中，防止呕吐物误吸。

（2）指导患者做深呼吸，促使 DMSO 呼出，缓解恶心症状。

（3）根据患者恶心、呕吐程度，调整自体造血干细胞的输注速度。

（4）遵医嘱给予止吐药物。

（5）安慰患者，告知二甲基亚砜的副作用，消除其紧张情绪。

（6）多饮水，碱化尿液，利于二甲基亚砜的排出。

41. 造血干细胞移植患者出现出血性膀胱炎时如何处理？

答：造血干细胞移植患者出现出血性膀胱炎（hemor-rhage cystitis，HC）可发生于任何时期。急性HC（移植后4周内）多与预处理时期应用化疗药物的毒性有关，迟发性HC（移植4周后）则与病毒感染和急、慢性GVHD有关。

（1）化疗药物所致HC：①输注环磷酰胺注射液时，严格按医嘱时间给予利尿剂呋塞米注射液和解毒剂美司钠注射液，以达到匀速利尿和减少毒物吸收的目的，避免膀胱黏膜损伤，预防和减少HC的发生。②观察尿液的性状，监测尿pH的变化，准确记录24小时出入量。③鼓励患者多饮水，每天2000～3000ml，促进膀胱内毒素排出，减少毒物与膀胱黏膜的接触时间。④化疗期间，液体24小时匀速输入，不可白天液体输入过快、夜间过慢，以致膀胱黏膜上皮细胞不能充分水化，造成膀胱黏膜的损伤。⑤按照一定的时间间隔准确输注碳酸氢钠，以充分达到碱化尿液、保护膀胱黏膜的目的。⑥安慰患者，缓解焦虑症状。

（2）腺病毒感染所致HC：①定时开窗通风，保持病室空气清新。②鼓励患者多饮水，以起到自行冲洗膀胱的作用，减少病毒在膀胱内停留、生长、繁殖的机会。③病室门口及床旁放置脚垫，脚垫上洒0.2%含氯消毒液，每天3次。④出血性膀胱炎患者使用后的物品全部单独放在干净大单上，统一放入0.2%含氯消毒液中浸泡30分钟，清洗后再进行消毒。⑤进行治疗、护理时，将出血性膀胱炎患者放置最后进行操作，避免交叉感染。⑥患者有持续肉眼血尿伴血块时，遵医嘱行持续膀胱冲洗，以便有效地稀释浓稠血尿，减少血块形成。进行膀胱冲洗时注意无菌操作，避免逆行感染。⑦耐心安抚患者，讲解腺病毒感染所致 HC 的愈后。迟发性 HC 经过及时的对症处理，症状会逐渐缓解达到痊愈。⑧HC 引起的疼痛较轻时可与患者多交流，或嘱其听音乐、上网、看电视等转移其注意力，疼痛剧烈时遵医嘱给予止痛剂。

42. 造血干细胞移植患者出血性膀胱炎终末消毒的处理方法有哪些？

答：（1）患者出院后将所有物品留置在病室内，并打开各柜门，关闭门窗，用 0.5％过氧乙酸喷雾消毒，密闭 2 小时。

（2）用 0.2％含氯消毒液擦拭房间内家具表面。

（3）用 0.2％含氯消毒液浸泡器械及物品半小时后，再高压灭菌消毒。

43. 造血干细胞移植患者皮肤大面积剥脱如何处理？

答：皮肤损害是造血干细胞移植患者出现移植物抗宿主病的症状之一，轻度表现为红色米粒大小的斑丘疹，严重的表现为皮肤大面积剥脱，有水疱形成。做好皮肤护理利于皮肤的早期愈合，避免感染。

（1）每天评估皮肤破溃的面积、颜色、渗出和疼痛的性质。

（2）皮肤剥脱时不要用手撕拉皮肤，翘起的表皮用无菌剪刀剪掉。

（3）皮肤水疱处，用无菌注射器抽吸疱内液体。

（4）换药时严格执行无菌操作，防止创面感染。

1）使用纳米银敷料换药的方法：用无菌注射用水（0.9％生理盐水）清洗皮肤剥脱的部位，用无菌剪刀按剥脱的范围将纳米银敷料剪成所需大小，敷在皮肤剥脱处。当纳米银敷料吸收渗液结痂时，需及时更换。更换时勿用手撕掉已黏附在皮肤破溃处的原有敷料，以免形成新的创面，加重破溃。用无菌剪刀剪去已从皮肤上脱离的敷料，然后再覆盖新的敷料。

2）使用聚维酮碘油纱布换药的方法：用 0.5％聚维酮碘棉球消毒皮肤破溃区域 3 遍后，外敷 0.5％聚维酮碘油纱布，每日 3 次。

（5）提供清洁舒适的环境，及时清理床铺上剥脱的皮屑，更换床单。

（6）遵医嘱准时、准量输注免疫抑制剂，如他克莫司、环孢素 A。

44. 造血干细胞移植患者出现静脉炎时如何处理？

答：（1）观察患者血管的红、肿、热、痛情况，评估静脉炎的分级。

（2）发生静脉炎时用热毛巾湿热敷。将小毛巾用温水（50～60℃）浸湿，热敷局部，每次 1～2 小时。

（3）静脉炎Ⅰ级时局部涂抹多磺酸黏多糖（喜疗妥）软膏：在穿刺点近心端 0.5cm 处，沿静脉向上 15cm 内涂用多磺酸黏多糖软膏，厚度为 3mm，均匀涂抹，以螺旋式手法轻轻按摩，以促进药物吸收。也可使用德湿可水胶体伤口敷料治疗静脉炎：用生理盐水棉球擦洗发生静脉炎的部位，再用无菌纱布擦干，在距穿刺点 0.5cm 以上且沿向心静脉血管走向直接覆盖德湿可，表面覆盖透明膜做二次固定。

（4）静脉炎Ⅱ级时局部用 50％硫酸镁溶液湿热敷：使用前将硫酸镁溶液加热至 40℃，取药液浸湿纱布后，持续热敷于静脉炎局部或周围组织损伤处，温度下降时随时更换硫酸镁纱布。

（5）静脉炎Ⅲ级时局部用紫草油外敷：患者白细胞低于 $1.0×10^9$/L 时，紫草油也需经高压灭菌后使用。

45. 造血干细胞移植患者注射阿糖胞苷出现高热时如何处理？

答：(1) 每 2 小时监测一次体温、脉搏、呼吸。

(2) 给予头枕冰袋物理降温或 30%～50%酒精全身擦浴，降温后半小时再次测量体温并记录。

(3) 告知患者输注阿糖胞苷药物的不良反应，如高热、恶心、呕吐等，减轻患者紧张情绪。

(4) 鼓励患者饮水 2000～3000ml。高热时出汗较多，大量饮水可以补充体内丢失的水分，促进排尿，带走体内的毒素。

(5) 及时更换病号服，保持床单位清洁。

(6) 加强口腔护理。高热时口腔内唾液分泌减少，造成口腔黏膜干燥，同时因口腔内的食物残渣发酵，有利于微生物繁殖。因此，加强口腔护理可以防止口腔炎、舌炎、齿龈炎的发生。具体方法：用 5%碳酸氢钠（抗真菌）和氯己定含漱液（抗细菌）交替漱口及口腔护理 3 次（早餐、中餐、晚餐后），每次用漱口水含漱 1～2 分钟。

(7) 加强肛周护理。输注阿糖胞苷后可以引起腹泻，因此每次大便后及时给予患者肛周护理，预防肛周感染。具体方法：用 1‰聚维酮碘水清洗肛周，并涂 2%碘仿油膏。1‰聚维酮碘水配置方法为 1000ml 水＋1ml 聚维酮碘。

(8) 加强巡视。高热可引起患者乏力、头晕、头痛、意识模糊等症状。因此，告知患者需要卧床休息，避免发生意外。

46. 造血干细胞移植患者输注抗胸腺细胞球蛋白（ATG）如何处理？

答：抗胸腺细胞球蛋白（ antithymocyte globulin，ATG）是一种选择性免疫抑制剂，作用于 T 淋巴细胞，使淋巴细胞衰竭。它可识别器官排异反应时出现在绝大多数 T 细胞表面的活性物质。ATG 用于造血干细胞移植前的预处理阶段，加强免疫抑制，预防和治疗器官的排异反应，治疗移植物抗宿主病（ graft versus host disease，GVHD）。ATG 为动物性免疫蛋白，应用时可出现较多的不良反应，甚至发生严重的变态反应。主要的不良反应为发热、寒战、皮疹、皮肤瘙痒、胸闷、憋气等。

（1）输注 ATG 过程中每半小时巡视一次，密切观察患者有无过敏反应，如发热、皮疹、胸闷、血压下降等症状。

（2）一旦患者发生过敏反应，立即通知医生。遵医嘱给予抗过敏药、减慢输液速度或停止用药。

（3）给予持续心电监测，随时观察患者生命体征变化。

（4）遵医嘱给予对症处理。如高热时给予头枕冰袋物理降温，嘱患者多饮水；胸闷、憋气时给予吸氧；恶心、呕吐时给予止吐药等。

（5）告知药物的不良反应及注意事项，使其保持良好的心理状态。

47. 造血干细胞移植患者输注环磷酰胺的护理方法有哪些？

答：环磷酰胺注射液作用机制与氮芥相似，与 DNA 发生交叉联结，抑制 DNA 的合成，也可干扰 RNA 的功能，属细胞周期非特异性药物。其代谢产物丙烯醛对尿路有刺激性，表现为膀胱刺激症状、少尿、血尿及蛋白尿。

（1）输注环磷酰胺化疗时给予患者持续心电监测，随时观察患者生命体征变化。

（2）遵医嘱准时、准量输注环磷酰胺及膀胱黏膜保护剂美司钠注射液。

（3）输注环磷酰胺患者可出现不同程度的食欲减退、恶心、呕吐、腹泻等症状，遵医嘱对症处理。

（4）患者呕吐后及时漱口，清除呕吐物，保持口腔清洁。

（5）饮食指导。告知患者食清淡、易消化、少刺激食物。避免油腻、粗糙和带刺的食物，以免损伤口腔和消化道黏膜。

（6）大剂量输注环磷酰胺可刺激膀胱黏膜，入量不足可引起出血性膀胱炎。因此鼓励患者多饮水，每天保证患者饮水 2000～3000ml，促进环磷酰胺代谢产物的排出。

（7）密切观察尿色、尿量及排尿时有无尿频、尿急、尿痛等膀胱刺激症状。发现异常及时通知医生。

（8）严格记录 24 小时出入液量，维持水、电解质平衡。

48. 造血干细胞移植患者紫外线灼伤皮肤时的处理方法有哪些?

答：紫外线灼伤皮肤后会出现红肿、疼痛、脱皮及过敏性皮炎等表现。

（1）立即停止紫外线照射。

（2）灼伤部位外敷紫草油。

（3）密切观察灼伤部位皮肤变化，并做相应处理。

49. 造血干细胞移植患者血小板降低时如何护理?

答：（1）每日监测全血细胞。

（2）血小板$\leqslant 50 \times 10^9$/L 时，实施预防出血的护理措施，包括避免过度活动，各种注射后应局部长时间按压，直至不出血为止。

（3）血小板$\leqslant 20 \times 10^9$/L 时，遵医嘱输注辐照血小板。各种注射后应局部长时间按压，直至不出血为止。

（4）血小板$\leqslant 10 \times 10^9$/L 时，告知患者绝对卧床、减少活动，以免引起脑出血，也可避免磕碰而导致皮下血肿。

（5）密切观察患者有无出血症状，如有皮肤瘀斑及出血点、呕吐物隐血、血尿、头痛、视物模糊、意识障碍等，立即通知医生。

（6）教会患者使用三步起床法。由平卧位坐起后休息半分钟，坐起后将身体挪至床边并双腿下垂后再休息半分钟，最后站起时休息半分钟再迈步。

（7）告知患者大便时不可用力。如大便干燥，可遵医嘱对症处理，避免出血。

（8）告知患者不要用力打喷嚏、擤鼻涕，防止鼻出血。

50. 造血干细胞移植患者白细胞$\leqslant 1.0 \times 10^9$/L 时如何处理?

答：（1）对患者实施保护性隔离，限制探视。

（2）为患者进行每项护理、治疗时，严格执行无菌技术操作原则。

（3）加强口、眼、鼻、会阴、肛周、皮肤部位的护理，预防感染。

（4）患者进食微波消毒饮食，避免肠道感染。

（5）密切监测体温变化并记录。

（6）遵医嘱皮下注射粒细胞集落刺激因子，促进白细胞的生长。

51. 造血干细胞移植患者口腔溃疡的处理方法有哪些？

答：（1）观察口腔溃疡的大小，有无渗出、出血等，评估口腔溃疡疼痛的程度。

（2）增加漱口及口腔护理的次数。

（3）在应用甲氨蝶呤免疫抑制剂时，指导患者应用亚叶酸钙漱口水含漱的正确方法。

（4）遵医嘱使用紫外线治疗仪照射口腔溃疡局部。

（5）遵医嘱使用细胞集落刺激因子特尔立配置漱口水漱口。

（6）患者主诉口腔疼痛时，遵医嘱将 2% 利多卡因注射液加入生理盐水中含漱，缓解疼痛。

52. 造血干细胞移植患者白细胞"零"期的护理措施有哪些？

答：白细胞"零"期是指患者进入层流洁净室，经过预处理后，回输供者的骨髓血或外周血干细胞，大约在一周左右白细胞降至极微量的阶段。

（1）预防感染的护理

1）口腔护理：每日用复方氯己定含漱液（抗细菌）与 5% 碳酸氢钠溶液交替漱口，并做口腔护理，4 次/日，预防口腔感染。

2）眼部护理：每日用 0.25% 氯霉素滴眼液和 0.1% 利

福平滴眼液交替点眼，4 次/日，预防眼部感染。

3）鼻腔护理：每日用 2％碘仿油膏涂抹双侧鼻腔，4 次/日，预防鼻腔感染。

4）外阴护理：每日用 1‰聚维酮碘水擦洗外阴 1 次，女患者每日擦洗 2 次，预防会阴感染。

5）肛周护理：每日用 1‰聚维酮碘水坐浴 2 次，每次 15～20 分钟，并用 2％碘仿油膏涂抹肛周。每次便后及时给予 1‰聚维酮碘水冲洗肛门，并涂抹 2％碘仿油膏，预防肛周感染。

6）皮肤护理：每日用 0.5‰醋酸氯已定全身擦浴并泡脚，更换无菌衣裤。

（2）中心静脉插管的护理

1）每日密切观察中心静脉导管置管处伤口的局部皮肤变化。

2）中心静脉导管置管处伤口每周换药 1 次。如伤口局部有渗血或者有伤口敷料卷边等现象，应随时给予伤口换药。

3）当伤口局部出现白色分泌物时，及时做分泌物培养，并清除分泌物，同时给予紫外线治疗仪照射治疗，增加换药次数为每日 1 次。

4）输液时使用直径 0.2μm 终端过滤器。

5）如连续输液超过 24 小时，必须 24 小时更换一次性输液器及输液延长管。

（3）症状护理

1）发热护理：

①高热患者绝对卧床休息，尽量降低体力消耗。

②进食高热量、高蛋白质、高维生素等易消化饮食，如蔬菜、豆类、肉、鱼等。

③加强口腔护理。

④密切监测患者生命体征。

⑤遵医嘱抽取血培养。

⑥给予物理降温，并记录。

2）腹泻护理

①密切观察排便情况，记录排便次数、形状和量。

②观察患者是否有腹痛、腹胀的症状。

③及时留取便常规和便培养标本。

④遵医嘱给予止泻药、解痉药，以缓解症状。

⑤遵医嘱给予胃肠外营养支持治疗。

⑥肛周护理到位。

53. 造血干细胞移植患者输液港式中心静脉插管的护理要点有哪些?

答：(1) 输液港专用穿刺针每 7 天更换一次。

(2) 更换穿刺针后，将一块纱布剪开后垫于针柄下面，再以透明敷料覆盖在穿刺处，以免针柄擦伤皮肤。

(3) 输液结束后用生理盐水 20ml 以脉冲式冲管，再用 3ml 肝素盐水（62.5U/ml）脉冲式封管。封管后一定要将穿刺针上的夹子夹闭后再撤注射器

(4) 输注血制品、脂肪乳药物结束后必须用生理盐水 20ml 以脉冲式冲管，以免输液港堵塞。

(5) 更换输液港穿刺针时禁止在皮肤的同一点再行穿刺。

(6) 输液不畅时可让患者改变体位，转动穿刺针。

54. 患者出现肝静脉阻塞综合征（VOD）时的护理要点有哪些?

答：肝静脉阻塞综合征（veno-occlusive disease，VOD）是造血干细胞移植后一种严重的肝并发症。由于大剂量放疗、化疗，使肝内小静脉阻塞，伴小叶中心及窦状隙肝细胞损伤，或发生不同程度的坏死，引起黄疸、腹水等。VOD的发生与肝损伤密切相关，移植前放化疗、移植后并发症等可诱发 VOD。

(1) 观察患者的生命体征、神志及黄疸的变化。

（2）监测转氨酶及胆红素的变化。

（3）对血氨偏高或有肝性脑病的患者，应限制蛋白质入量或禁食蛋白质。

（4）每日清晨早餐前定时测量体重和腹围，准确记录24小时液体出入量。

（5）遵医嘱给予利尿剂，减少腹水，维持适宜的肾灌注。

（6）与患者进行语言和非语言沟通，为患者提供舒适的体位。

55. 患者出现肝静脉阻塞综合征伴腹水时的护理要点有哪些？

答：（1）每日观察腹水的部位及程度，有无四肢水肿及皮肤紫癜症状。

（2）每日测腹围、称体重并记录。

（3）静卧休息，尽量减少活动。保证足够的睡眠，每日至少睡眠8小时。

（4）加强责任心，对症护理。由于有大量腹水，患者呼吸困难，应采取半卧位，降低腹腔内压力，减轻症状。必要时吸氧。

（5）加强局部保护，防止皮肤擦伤、破裂。下肢和阴囊水肿时，可用气圈和棉垫将其托起，减少患处受压。骨突处贴透明膜保护皮肤。

（6）有过量腹水时，可配合医生在严格无菌操作下缓慢抽出腹水，以减轻其症状。但每次抽出量不应过多，不宜超过3000ml，并注意观察腹水的颜色、性质。同时观察患者生命体征。

（7）注意观察患者神志、表情、智力、呼吸有无肝臭味等肝性脑病的临床征兆。如发现异常情况，及时抢救治疗。

（8）严格限制饮水量，并准确记录24小时出入量。

（9）加强皮肤护理，每日用0.5‰醋酸氯已定或温水全身擦浴。

（10）保持床单位整洁，勤更衣，勤翻身，防止压疮的发生。

56. 患者出现肝静脉阻塞综合征伴黄疸时的护理要点有哪些？

答：（1）每日观察皮肤、巩膜黄染有无变化，并做好详细记录。

（2）遵医嘱准时、准量输入和口服保肝、降黄药物。

（3）密切观察并详细记录生命体征变化，密切观察有无肝性脑病征兆。

（4）观察有无恶心、呕吐等消化道症状。如有恶心、呕吐，应观察记录呕吐的次数，呕吐物的颜色、性状、气味和量。

（5）如有皮肤瘙痒，可用温水擦拭皮肤。勿用手抓挠，以免损伤皮肤，引起破溃。

（6）观察记录大小便的次数、颜色、性状、量。

（7）准确记录 24 小时出入量。

（8）如为胆汁淤积性黄疸，可遵医嘱给予胃肠减压。

57. 世界卫生组织（WHO）对口腔黏膜炎如何分级？

答：口腔黏膜炎（OM）的分级采用世界卫生组织（WHO）标准，分为 0～Ⅳ级。

（1）0 级：口腔黏膜无异常。

（2）Ⅰ级：口腔黏膜有 1～2 个小于 1.0cm 的溃疡，轻度疼痛，不影响进食。

（3）Ⅱ级：口腔黏膜有大于 1.0cm 的溃疡和数个小溃疡，疼痛加重，能进半流质饮食。

（4）Ⅲ级：口腔黏膜有 2 个大于 1.0cm 的溃疡和数个小溃疡，疼痛明显，只能进流质饮食。

（5）Ⅳ级：口腔黏膜有 2 个以上大于 1.0cm 的溃疡或/和融合溃疡，疼痛剧烈，进食困难。

58. 移植物抗宿主病的主要表现有哪些？

答：移植物抗宿主病最常累及的组织器官包括皮肤、口腔、眼、肝、肺、胃肠道、造血及免疫系统。

（1）皮肤可表现为苔藓样改变（红斑、丘疹）、深层硬化特征（皮肤厚硬、紧绷）、皮肤异色病（色素沉着或色素减退）、汗腺损害、皮肤对温度变化调节差。口腔干燥、有白膜、溃疡。

（2）肝表现为胆汁淤积，胆红素、谷丙转氨酶、谷草转氨酶、碱性磷酸酶升高。

（3）肺部症状有咳嗽，多为干咳，呼吸困难，少见表现有气胸、纵隔气肿、皮下气肿。

（4）胃肠道表现为厌食、恶心、呕吐、腹泻、体重下降。

（5）肌肉骨骼系统主要表现为筋膜受损，关节僵硬或关节周围挛缩，四肢活动受限。

（6）造血系统异常，血细胞减少，如血小板减少症。还可有自身免疫性溶血性贫血。

59. 输注血小板的注意事项有哪些？

答：（1）血小板自血库取回后立即输注。

（2）如果患者必须在输注血小板的同时输注其他液体，则要另外开放静脉通路。

（3）血小板输注前要缓慢摇动血袋，检查血袋内有无聚集的颗粒，以保证血小板的质量。

（4）血小板输注速度以患者耐受为度，尽快输完，一般为 $80\sim100$ gtt/min。

60. 库存血输注的正确方法是怎样的？

答：（1）两名医护人员持病历、输血记录单及血液/血制品到患者床旁，进行"十三对"（包括查对门急诊/病室、床号、姓名、性别、年龄、病案号、血型、血液品种、血量、有效期、血液或血制品外观、交叉配血结果及血袋编码），核对无误后方可输血。

（2）血制品取回后应尽快输注（在室温下放置不宜超过30分钟），不得自行贮血。研究证明：将库存血放置于37℃水浴箱10分钟，红细胞完整性不受影响，且库存血复温在37℃以下，血清钾及游离血红蛋白含量不会明显增加。因而，此方法既可防止患者体温下降，又可使红细胞不被破坏过度，同时预防寒战发生及其他并发症的出现。

（3）输血前将血袋内的成分轻轻混匀，避免剧烈震荡。

（4）输血应使用一次性输血器，不得重复使用。

（5）血液内不得加入任何药物，如需稀释，只能遵医嘱用0.9％氯化钠注射液稀释。

（6）输血前后用0.9％氯化钠注射液冲洗输血管路。连续输注两袋及两袋以上的血液及血制品时，前一袋输尽后，用0.9％氯化钠注射液冲洗输血管路，再接下一袋血液/血制品继续输注。

（7）输血前、输血过程中及输血结束时测量患者的脉搏及呼吸并记录。

（8）输血时输入速度宜慢，观察10分钟，无不良反应后，再根据患者情况调节滴速，成人一般2～3ml/min，儿童酌减。一般2个单位红细胞（相当于400ml全血）在4小时内输完。如需大量输血以迅速补充血容量，遵医嘱调节滴速。

（9）输血过程中每15～30分钟巡视患者一次，并严密观察患者有无输血不良反应。

（10）如患者继续从该通路输液，更换一次性输液器。

（11）将血袋上的条码贴于输血记录单上并归入病历中保存，并记录输血起止时间、输血品种及总量。

（12）输血结束后将血袋用黄色垃圾袋封扎后标明患者床号、姓名、输血结束日期和时间，放入冰箱中保存24小时。如患者未出现输血反应，24小时后将其丢弃在黄色医疗垃圾袋内；若出现输血反应，连同医生填好的输血不良反应回报单一起送交输血科。

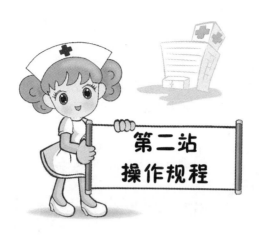

第二站
操作规程

一、基本技能

1. 备皮护理操作技术

【操作目的】

预防切口感染。

【用物准备】

（1）治疗车的上层：治疗碗（内盛肥皂水、毛刷）、备皮刀、纱布、治疗巾、手电筒、棉签、汽油、手套。

（2）治疗车的下层：毛巾、脸盆内盛热水。

【操作步骤】

（1）根据医嘱了解手术方式从而确定手术的部位及备皮范围。到病房评估患者，向患者做好说明，并让患者按需排尿、排便，做好准备，以取得合作。

（2）洗手，戴口罩，准备用物，携至床旁，认真核对床号、姓名、备皮范围，再次解释。

（3）关门窗，根据需要围好屏风，取舒适体位。

（4）认真核对，暴露手术区的皮肤，注意患者保暖、操作照明的需要。

（5）戴手套，垫治疗巾于备皮部位下，用毛刷蘸肥皂水刷涂局部皮肤，注意皮肤范围的准确。

（6）剃除毛发。一手持纱布绷紧皮肤，另一手持备皮刀，刀架与皮肤呈 45°，从左到右、从上到下依次剃净毛发。

（7）用温水毛巾擦净备皮区的皮肤。

（8）用手电筒仔细检查皮肤的毛发是否清除干净。

（9）抽出治疗巾，脱去手套，整理床单位，协助患者取舒适体位。

（10）携用物回治疗室，将用物分类处理。

（11）洗手，在医嘱单签字并做好护理记录。

【注意事项】

（1）剃毛刀片应锋利，动作要轻、稳、准，为患者选择舒适的体位。

（2）剃毛前先用肥皂水浸湿毛发后再剃除。

（3）剃毛时应消除患者的紧张心理，加强与患者的沟通。毛发细软的地方应逆着毛发生长的方向剃毛，毛发粗硬的地方应顺着毛发生长的方向剃毛，皮肤松弛的地方应将皮肤绷紧，骨隆突处、凹陷处应将皮肤拉紧至平坦再剃，以免损伤毛囊。

（4）腹部备皮时，应先用汽油棉签清除脐部污垢后，用乙醇清洁，再给予备皮。其他有污垢处的皮肤也可用汽油或乙醇清洁，然后用清水洗净备皮。

（5）备皮后向患者交代注意事项，洗澡、更衣、修剪指（趾）甲。

2. 监护仪操作

【操作目的】

（1）对危重患者进行连续的心电监测，观察其心率、心律、呼吸、血压、血氧饱和度的变化。

（2）记录和储存心电图的信息和变化趋势，为治疗、护理提供依据。

【用物准备】

多功能监护仪、电极片、湿纱布。

【操作步骤】

（1）护士查对医生下达的床旁监护医嘱。

（2）检查监护仪性能及各插件是否连接正确。

（3）查对床号、姓名，向患者解释心电监护的目的，取得患者配合。

（4）打开监护仪开关，输入患者一般情况（姓名、性别、年龄、身高、体重、ID号、是否安置起搏器等）。

（5）连接好血氧饱和度探头，将探头夹在患者示指或无名指、中指上。

（6）将电极片与电极导线相连，解开患者上衣纽扣，清洁放置电极片部位的皮肤，按正确位置将电极片贴于患者胸腹部。

（7）连接好血压计袖带，将袖带平整地缚于上臂。

（8）观察各监测项目波形显示，调整导联、波形、波幅，设定报警界限，打开报警系统，设置血压手动或自动监测模式（设定监测间隔时间）。

（9）观察各监测项目波形，做好各项护理记录。

（10）如医生下达停止多功能床旁监护医嘱，护士查对停止床旁监护医嘱。查对患者床号、姓名，向患者解释，取得患者配合。

（11）关掉监护仪开关，切断电源，撤掉导联线。

（12）除去患者身上的电极片，清洁皮肤。

（13）记录停止使用时间。

（14）清洁、消毒、整理物品。

【注意事项】

（1）注意对监护仪定期维护保养，避免阳光直射、靠近热源。

（2）电极片位置要正确，避开起搏器、电除颤的位置。

（3）电极片位置应定期更换，防止皮肤破损。如有波形失真，随时更换。

（4）血氧饱和度探头应定时更换部位，防止皮肤压伤。

（5）血压计袖带应缚于正确位置，松紧适度。

（6）避免外界因素干扰，如电刀、冲洗或吸引设备、手机等设备干扰。

3. 中心静脉压监测

【操作目的】

（1）协助监测血容量。

（2）指导补血、补液，预防血容量短期内急剧增加导致心力衰竭。

【用物准备】

生理盐水、输液器、中心静脉压（CVP）测压管。

【操作步骤】

（1）核对床号、姓名，评估患者，做好解释工作。

（2）将一瓶生理盐水与输液器相连，排气后与 CVP 测压管三通侧端相连，开放 CVP 测压管延长管进行排气。

（3）延长管接大静脉输液管固定，检查液路是否通畅。

（4）患者取平卧位，测定零点位置，测压计零点与患者右心房保持同一水平，将压力计固定在床头或床尾。

（5）将生理盐水注入测压管内，液面高度应比估计的高出 $2\sim4cmH_2O$。

（6）转动三通使压力计与大静脉相通，测定中心静脉压力。

（7）当静脉压力管中的液面只有波动，不再继续下降时，压力管上的数字即为当时的静脉压。

【注意事项】

（1）测量中心静脉压时，患者通常取平卧位，零点位置与患者腋中线第 4 肋间在同一水平。体位改变时，应重新测定零点。

（2）测压时应排尽管中气体，防止造成空气栓塞及影响中心静脉压测量数值的准确性。

（3）中心静脉压测压管道应避开血管活性药物的输注通路，以防引起血压变化。

（4）应用多功能监护仪监测中心静脉压时，要采用持续冲洗装置，以保持测压管道的通畅。

（5）应在患者平静时测量中心静脉压。患者深呼吸、咳嗽、腹胀、烦躁、使用呼吸机及使用呼吸机进行呼气末正压通气（PEEP）时，对中心静脉压的测量值均有影响。

（6）管道不畅，管道打折，管道内有血栓、杂质会加大管道压力，使中心静脉压测量值偏高；管道衔接不牢造成漏液，则中心静脉压测量值偏低。

（7）保持局部皮肤穿刺处无菌，防止感染。每 24 小时更换一次测压管。

（8）观察穿刺处有无渗血。

（9）如果中心静脉压异常，应及时报告医生，不得延误。

（10）按规定进行感染监测，如有感染立即拔管。

4. 无创血压监测

【操作目的】

（1）了解患者血压的动态变化。

（2）间接判断血容量、心肌收缩力、周围血管阻力情况。

【用物准备】

多功能监护仪。

【操作步骤】

（1）护士查对医生下达的血压监测医嘱。

（2）检查监护仪性能及血压监测插件是否连接正确。

（3）查对床号、姓名，向患者解释血压监测的目的，取得患者配合。

（4）脱去患者一侧衣袖，将血压计袖带平整缚于上臂。

（5）打开监护仪开关，设置血压手动或自动监测模式（设定监测间隔时间）。

（6）观察所测得的血压值，根据医嘱设定报警界限，打开报警系统。

（7）做好监护记录。

【注意事项】

（1）血压检测应在患者平静时进行。患者活动、烦躁等会使测得数值偏高。

（2）无论患者取何种体位，袖带必须与患者心脏在同一水平线。平卧位时，袖带应与腋中线第4肋间相平。

（3）袖带的长短宽窄要合适，要平整地系在上臂，松紧适宜，袖带内充气气囊的中心恰好置于肱动脉部位。不能有外力压迫袖带及橡胶管。

（4）对于严重心律失常者，无创测压时各次测压值差异较大，取平均值。

（5）合理调节测压间隔时间，避免袖带在短时间反复充气，引起肢体长时间受压，静脉回流受阻，肢体肿胀，皮肤破溃。

5. 有创动脉血压监测

【操作目的】

（1）及时、准确地反映患者动脉血压的动态变化，协助病情分析。

（2）指导血管活性药物的使用与调节，为治疗和护理提供依据。

【用物准备】

肝素、袋装生理盐水、套管针、10ml注射器2支、动脉测压套组件、常规无菌消毒盘。

【操作步骤】

（1）抽取1/10～1/5浓度的肝素1ml（即1支12 500U的肝素溶入5～10ml生理盐水中），注入500ml袋装生理盐水中摇匀，然后与动脉测压套组相连。将袋装生理盐水置入压力袋内，压力袋充气加压至300mmHg左右，排净冲洗器及管道内的空气，检查管道有无气体。

（2）向患者解释操作目的和意义，取得患者合作。

（3）进行ALLEN试验，判断尺动脉是否有足够的血液供应。ALLEN试验方法：患者上肢抬高至心脏以上水平，压迫其手腕部尺、桡动脉以阻断血流，让其做松握拳数次，此时手掌发白，护士将压尺动脉的手松开，患者手掌颜色恢复，根据手掌颜色恢复快慢，判断尺动脉血供情况。ALLENS试验判断分3级：6秒内恢复为1级，正常；7～14秒恢复为2级，属可疑；大于15秒恢复为3级，属异常。对2级患者置管应谨慎，3级患者严禁置管测压。

（4）协助患者取平卧位，将穿刺前臂伸直固定，腕部垫一小枕，手背屈60°。

（5）摸清患者桡动脉搏动，常规消毒皮肤。术者戴无菌手套，铺无菌巾，在腕横纹近心端1cm处用粗针头在桡动脉搏动处穿刺皮肤作一引针孔。

（6）用带注射器的套管针从引针孔进针，套管针与皮肤呈30°～40°角，与动脉走行相平行进针，针头穿过动脉前壁时有突破坚韧组织的落空感，并有血液呈搏动性涌出，证明穿刺成功。将针放低至与皮肤呈10°角，将针再向前推进2mm，使外套管的圆锥口全部进入血管腔，用手固定针芯，将外套管迅速推至所需深度后拔出针芯，接带有10cm延长管的三通。

（7）妥善固定，必要时用小夹板。

（8）将传感器位置固定于与心脏水平相齐的位置，调定零点，使传感器与大气相通，按零点校正键，当屏幕上压力线及显示值为零时，使传感器与动脉测压管相通进行持续测压。

【注意事项】

（1）保持测压管道的通畅。

1）妥善固定套管针、延长管，防止管道扭曲及打折。

2）使冲洗压力始终保持在150～300mmHg。

3）管道内有回血时及时进行快速冲洗，但一次冲洗量不超过3ml。

4）肝素盐水24小时更换1次。

5）保证测压管路内三通开关位置正确。

（2）测压管道的各个接头要衔接紧密，防止测压管道脱落或漏液。

（3）患者平卧时零点位置与患者腋中线第 4 肋间在同一水平。体位改变时，应及时调整零点。

（4）患者肢体位置固定要适当，以使波形处于最佳状态。

（5）严格遵循无菌操作原则，动脉穿刺部位应每日消毒，更换敷料。

（6）防止气栓发生。在抽血后及时快速冲洗时严防气泡进入动脉。

（7）局部包扎不宜过紧，以免影响血液循环。

（8）压力传感器灵敏度高，易损坏。使用时应轻拿轻放，避免碰撞。

（9）测压管留置时间一般不超过 7 天，一旦发现感染迹象应立即拔除导管。

6. 注射泵操作

【操作目的】

保证药物输入精确、匀速、持续。

【用物准备】

注射器、微量泵延长管、注射泵。

【操作步骤】

（1）洗手、戴口罩。

（2）查对医嘱。

（3）根据泵入液量选择适宜的注射器。检查无菌注射器、微量泵延长管的包装、有效期。

（4）遵医嘱配置好需泵入的溶液。

（5）打开注射器的包装，检查注射器的刻度是否清晰，取下针头保护帽，调整针尖斜面与刻度一致，抽取配置好的溶液至所需刻度，套上针头保护帽。

（6）将写好床号、姓名、药名、浓度、配置时间的标签贴于注射器上，将注射器放入治疗巾内。

（7）打开微量泵延长管包装袋，取下注射器针头，连接微量泵延长管，正确排气，检查注射器和导管内有无气泡。

（8）二人查对。

（9）打开注射泵盖和注射器夹，将装有溶液的注射器刻度向外放入微量泵注射器安全支架上。

（10）关闭注射器夹和微量泵盖。

（11）推治疗车至患者床旁，查对床号、姓名。

（12）向患者解释操作目的，取得合作。

（13）将微量泵固定于专用架上，接通电源。

（14）打开微量泵电源开关。

（15）遵医嘱设置正确的泵入速度。

（16）按"开始"键，看到微量泵正常运转的标志后，再次检查导管内有无气泡。

（17）检查无异常后，将微量泵延长管连接于患者静脉穿刺针接三通部位。

（18）观察微量泵工作状态是否正常，记录泵入药物名称、剂量及泵入速度。

（19）如医嘱调节泵入速度：

1）按"停止"键。

2）重新设置泵入速度。

3）按"开始"键。

4）记录调整后速度。

（20）如医嘱停止泵入药物，按以下步骤停止应用注射泵。

1）关闭患者静脉三通。

2）按"停止"键。

3）将微量泵延长管与三通接口处分离。

4）打开注射泵盖和注射器夹，将注射器从微量泵上取下，关闭注射器夹和微量泵盖。

5）关闭电源开关，撤下电源插销，整理、清洁用物，放置备用。

6）记录。

【注意事项】

（1）严格无菌操作原则，严格执行查对制度。

（2）确保输液管道在位、通畅，无气泡。

（3）如有报警，应仔细查看报警原因并及时处理。

（4）使用过后将泵擦拭干净，充电放置于固定位置备用。

7. 输液泵操作

【操作目的】

（1）保证药物持续输入。

（2）保证药物输入匀速、准确。

（3）严格控制输入液体量，维持水、电解质平衡。

【用物准备】

输液泵、输液泵管、三通、液体。

【操作步骤】

（1）洗手、戴口罩。

（2）查对医嘱。

（3）将写好床号、姓名、药名、浓度、配置时间及液体总量的标签贴于液体袋上，二人查对。

（4）推治疗车至患者床旁，查对床号、姓名，向患者解释，取得合作。

（5）准备好患者静脉输液通路。

（6）将输液泵固定在输液架上，接通输液泵电源。

（7）挂液体，将输液泵管与液体连接，排出输液泵管内空气，夹闭输液泵管。

（8）打开输液泵电源开关，打开输液泵门，将输液泵管按正确方向嵌入输液泵内，关闭输液泵门。

（9）设置输液程序（输注总量和输液速度等），打开输液泵管调节夹。

（10）接三通，按压"快速输入"键排空管道内气体。

（11）启动输液泵，观察输液泵运行正常后与静脉液体通路相连接。

（12）使用过程中及时处理各种警报：阻塞、气泡、断电、走空。

（13）如医嘱需改变泵入速度，按"停止"键，重新设置泵入速度，再按"开始"键即可。

（14）输液泵输注完毕，按以下步骤停止应用。

1）关闭输液泵管调节夹与患者静脉输液接口的三通。

2）按"停止"键。

3）将输液泵管与三通接口分离。

4）打开输液泵门，取出输液泵管。关闭输液泵门，取下液体袋。

5）关闭输液泵电源。

6）整理用物，擦拭输液泵，放置备用。

7）记录。

【注意事项】

（1）根据输液泵类型选择相应的输液泵管，彻底排净输液泵管及输液器内的空气。

（2）更换液体时应重新设置输液程序。

（3）输液泵使用中，一般不能打开输液泵门，如确实需要打开，务必先将输液泵管调节夹关闭，严防药液失控。

（4）输注较黏稠药液时，会增加输液泵报警概率，应及时观察，准确判断并消除报警。

8. ZNB‐XY1 营养型输液泵（鼻饲泵）

【操作目的】

通过胃管为昏迷及不能经口腔进食的患者供给营养、药物及水分。

【用物准备】

鼻饲泵、输送管、营养液。

【操作步骤】

（1）携用物至患者床旁，查对床号、姓名，解释操作目的。

（2）固定鼻饲泵，将电源线与鼻饲泵连接。

（3）打开电源。

（4）打开泵门，安装输送管。安装时特别注意安装方向，将输送管依次放入泵门左缺口、左定位夹、右定位夹、泵门右缺口，拉直输送管，并保持好输送管和门的正确位置，关好泵门。

（5）用快排方式使输送管中充满营养液，避免空气。

（6）根据需要设置流速和流量：用转换键和增量、减量键，分别将流速和预输的流量设置好。

（7）摇高床头至45°，将鼻饲用空针与患者胃管相接并回抽胃液，观察胃液正常后进行鼻饲泵操作。

（8）将鼻饲泵输送管一端与患者胃管相接，另一端置于营养液中。

（9）需要反抽时，按压反抽键。

（10）需快排时，按压快排键。

（11）启动泵，按下启动/停止键，左上指示灯亮，开始泵入。

（12）停止：当鼻饲完成或其他原因需停止泵运行时，按下启动/停止键，左上指示灯灭，泵停止运行。将鼻饲泵管与胃管分离，保持胃管清洁。

（13）整理用物：在输送营养液完全停止后，把输送管端插入温开水中，用快排方式把管中残留的营养液冲洗干净，待用。

【注意事项】

（1）为了延长输送管使用寿命，经常调整输送管在泵中的位置。

（2）保持鼻饲泵的清洁，用纱布蘸无腐蚀性的清洁剂擦拭。注意勿使液体流入泵内，以防损坏机内部件。

9. 动脉采血技术

【操作目的】

正确采集血标本，进行有效血气分析。

【用物准备】

动脉采血针、常规无菌注射盘。

【操作步骤】

（1）选取动脉采血针（或用注射器抽取大于 250U/ml 肝素钠液 0.2ml，转动针栓使整个注射器内均匀附着肝素后，针尖向上推出剩余液体，确保注射器内无液体、气泡残留）。

（2）选择动脉穿刺部位（桡动脉、肱动脉、股动脉搏动最明显处），用 2％聚维酮碘、75％酒精消毒穿刺部位和操作者左手示指、中指。

（3）用左手示指和中指固定动脉，右手持注射器与皮肤呈 45°穿刺（取股动脉穿刺采血则垂直进针），穿刺成功则血液自动流入针管内，颜色鲜红。采血 1ml。

（4）拔针，用无菌棉球压迫穿刺点 5～10 分钟。

（5）将针尖斜面立即刺入橡皮塞内，以免空气进入影响效果。若注射器内有气泡，应尽快排出。

（6）将注射器轻轻转动，使血液与肝素充分混合，防止凝血。

【注意事项】

（1）填写血气分析申请时，要注明采血时间，患者吸氧方法、氧浓度、氧流量、机械通气的各种参数等。

（2）标本采集好后应立即送检或置入 4℃冰箱保存，但不宜超过 2 小时，以免细胞代谢耗氧，使 PaO_2 及 pH 下降，PCO_2 升高。

（3）患者吸氧时应尽量避免采用外周血。因吸氧时 PaO_2 大于空气中的氧分压，标本一旦接触空气，血中氧可迅速向空气中弥散，因而使测得的 PaO_2 偏低。

（4）取动脉血液时，严禁空气混入，影响结果。

（5）取外周动脉血时，不宜用力挤压穿刺部位，以防淋巴液渗入，影响结果。

（6）使用 ROCHE 型动脉采血针穿刺时，尽可能将双管注满，最少到单管的 2/3 以上。

10. 中心静脉输液通路护理

【操作目的】

便于危重患者中心静脉压监测和抢救给药。

【用物准备】

无菌换药包、聚维酮碘、酒精、复合碘医用棉签、10ml 注射器、切口敷料（透明敷料）、肝素帽、输液管路、液体。

【操作步骤】

（1）洗手、戴口罩。

（2）查对医嘱，按医嘱备好液体。

（3）推治疗车至患者床旁，查对床号、姓名，向患者做好解释工作，取得合作。

（4）中心静脉置管下方垫一次性垫巾，左手按压皮肤，右手揭去切口贴膜（透明敷料），观察穿刺处有无红肿、渗血、异常分泌物，无异常者以聚维酮碘、酒精消毒，待干。

（5）取出切口贴膜（透明敷料），揭开后平整贴于静脉置管处，注明更换日期、时间。

（6）消毒肝素帽，以装有生理盐水的注射器连接大静脉管，回抽，见回血后，取下注射器。

（7）将备好的液体排气后接头皮针，排净头皮针内的气体，将头皮针垂直刺入肝素帽中央，打开输液器调节夹，根据医嘱及病情需要调整液体速度。

（8）取胶布固定好头皮针及输液管，防止头皮针与肝素帽脱离。

（9）定时观察静脉置管部位及输液情况，及时更换液体，防止液体走空。

（10）封管：暂停输液时，先将头皮针缓慢拔出至针头位于肝素帽内时，将头皮针与输液器分离，将头皮针与抽有封管液的注射器相接，推注 2～5ml 封管液。剩 0.5ml 时，边推边完全拔出头皮针，确保导管内充满封管液。

（11）拔管：需停止中心静脉置管时，按压皮肤揭去切口贴膜（透明敷料），取复合碘医用棉签消毒，缓慢将导管拔出。拔管时注意不要用力过度。拔管后用聚维酮碘棉签消毒穿刺处，并用无菌敷料覆盖，以免发生感染。

（12）整理用物，废弃物按医用垃圾处理。

【注意事项】

（1）操作前仔细检查所备物品质量，包括包装是否完整、生产日期及有效期。

（2）严格遵循无菌技术操作原则。

（3）每日更换输液器。每周更换肝素帽2次。

（4）每72小时更换1次中心静脉置管敷料，并记录更换的日期、时间、操作护士。若敷料卷曲、潮湿或污染，应及时更换。更换敷料时应沿导管走行方向揭去敷料，以免导管脱出。

（5）静脉用药时，应常规取复合碘棉签消毒肝素帽2遍。

（6）密切观察输液速度及剩余液体情况，及时更换，防止液体走空。

（7）各班护士要注意检查中心静脉置管是否在位、通畅。

（8）封管液的配置：按每毫升生理盐水中含肝素125单位配置。封管液现配现用，有效期2小时。也可以直接用生理盐水封管。

（9）注意掌握封管液的用量，生理盐水5～10毫升/次，稀释肝素液2～5毫升/次。一般用5ml或10ml注射器封管，以掌握推注的封管液量。注意以脉冲式正压封管。

（10）注意观察局部有无红肿、渗血，如有红肿或异常分泌物，应取分泌物做细菌培养，报告医生。

11. 经外周静脉置入的中心静脉导管（PICC）置管护理

【操作目的】

PICC可提供经外周静脉至中心静脉进行静脉治疗和取

血的通路。

【用物准备】

无菌生理盐水 100ml、无菌生理盐水 500ml、大静脉置管包、PICC 导管、20ml 注射器、输液接头、无菌手套 2 副、防水贴膜、止血带、抗过敏胶布、防水垫巾（一次性尿垫或塑料布）、皮尺。

根据需要准备：2％利多卡因 1 支、肝素钠 1 支、无菌纱布罐、无菌纱球罐、弹力绷带。

【操作步骤】

(1) 进行护理评估，了解患者的合作程度，年龄、病情、意识状态、心肺功能，局部皮肤及血管的情况，患者有无特殊需要（进食、排便等），患者的心理反应。

(2) 洗手、戴口罩，查对医嘱。

(3) 推车携用物至患者床旁，核对床号、姓名。

(4) 向患者解释操作目的及方法，取得合作，协助患者取舒适卧位。

(5) 选择穿刺点：选择管径较粗且直并有一定长度的血管，避开静脉窦和静脉分叉处。首选贵要静脉，其次为正中静脉，最后为头静脉。

(6) 测量导管置入长度：患者平卧，预穿刺上臂与躯干呈 90°，从预穿刺点沿静脉走向至右胸锁关节然后向下至第 3 肋间，准确记录测量数值。（在测量基础上根据衣物阻挡、患者胖瘦等情况减去 2~5cm；为了监测患者情况，应该定位监测臂围，在肘窝至肩峰的中间处测量。）

(7) 患者术肢下垫防水垫巾。

(8) 建立无菌区：打开大静脉切开包的外包布，戴无菌手套，打开大静脉切开包的内包布建立无菌区。

(9) 消毒：配合者将患者胳膊抬起，操作者以穿刺点为中心消毒整个胳膊，75％酒精消毒 3 遍（四点法消毒）、聚维酮碘消毒 3 遍（方法同 75％酒精，消毒范围大于酒精消毒范围）。

（10）更换手套，铺无菌治疗巾或孔巾，充分暴露穿刺点。

（11）将所需无菌物品置于无菌区内（PICC 导管、注射器、输液接头、透明敷料等，可根据需要增加无菌纱布和无菌纱球）。预冲导管：抽取肝素钠盐水冲洗导管、输液接头等。

（12）助手在无菌区外系止血带（注意止血带的两端朝外，避免污染穿刺区），嘱患者握拳，使静脉充盈。

（13）静脉穿刺：

1）穿刺者以 15°～30°角进行静脉穿刺，一旦有回血，立即减小穿刺角度，继续推进 1～2mm。

2）送血管鞘，确保血管鞘进入静脉。

3）助手松止血带，嘱患者松拳，左手示指按压插管鞘前端静脉，右手撤出针芯。

4）自插管鞘处置入 PICC 导管，至腋静脉时（约 25cm），嘱患者向静脉穿刺侧偏头以防止导管误入颈静脉。

5）插管至预定深度后，退出血管鞘，撤出支撑导丝。

按预计长度修剪导管。体外保留 5cm 导管以便于安装连接器，以无菌剪刀剪断导管，注意不要剪出斜面或毛茬。导管最后 1cm 一定要剪掉，因为它安装于导丝的金属柄上，剪掉后可以保证导管弹性良好，安装连接器后固定更佳。

（14）将减压套筒套到导管上，再将导管连接到连接器翼形部分的金属柄上，导管一定要推进到底，不能起褶，将翼形部分的倒钩和减压套筒上的沟槽对齐，锁定两部分。注意：进行以上操作时，应以左手对穿刺点进行压迫固定，以避免人为导致导管脱出；连接器一旦锁定就不可以再拆开重装使用。

（15）用注射器抽吸回血，抽生理盐水 20ml 脉冲式冲管，将输液接头安装在 PICC 导管连接器上，正压封管。

（16）安装固定翼：清理穿刺点周围血迹，将固定翼加在距穿刺点 1cm 的导管上。

（17）导管固定：穿刺点处用无菌纱球加压止血，将导管盘绕成一"S"形弯曲，然后用透明敷料粘贴固定，透明敷料上注明操作者、穿刺时间，必要时以抗过敏胶布蝶翼交叉加固。输液接头以无菌纱布包裹固定。注意：禁止在导管上贴胶布，以免影响导管强度和导管完整性。

（18）整理床单位，向患者交代有关注意事项。

（19）整理用物，洗手，记录。

【注意事项】

（1）下列患者禁忌行 PICC 置管：

1）确诊或疑似导管相关感染、菌血症、败血症。

2）患者的体形不适合预置入的器材。

3）确诊或疑似对器材的材质过敏。

4）预插管位置有放射治疗史、血栓形成史、血管外科手术史。

5）患者预插管部位不能完成穿刺或固定。

（2）操作前遵循知情同意原则。

（3）严格遵循无菌技术操作原则。

（4）测量长度要准确，导管过长进入右心房可引起心律失常。

（5）送管遇到困难提示静脉有阻塞或导管位置有误，不可强行送管。

（6）抽去导丝动作应轻柔，以免破坏导管及导丝的完整性。

（7）禁止使用小于 10ml 的注射器冲管，避免导致导管破裂。

（8）必要时可行 X 线检查确定导管尖端位置。

12. 经外周静脉置入的中心静脉导管（PICC）维护技术

【操作目的】

（1）避免 PICC 导管穿刺处伤口感染。

（2）保持 PICC 导管通畅。

【用物准备】

治疗盘（内盛无菌棉签）、无菌持物镊及容器、PICC 换药包（弯盘 1 个、治疗碗 2 个、治疗巾 1 块、止血钳 3 把、纱布 4 块、棉球若干）、无菌持物钳、一次性治疗巾、聚维酮碘、无菌生理盐水 100ml、无菌橡胶医用手套（无粉）、安舒妥 IV3000、无菌免缝胶带、输液接头、20ml 注射器 2 个、肝素稀释液（遵医嘱配置）、皮尺。

【操作步骤】

（1）洗手、戴口罩。

（2）查看患者 PICC 置管维护手册，评估穿刺处伤口有无红、肿胀、渗血及渗液，导管有无移动、脱出或进入体内，敷料有无潮湿、脱落、污染。

（3）洗手，准备并检查用物。推车携物至患者床旁，核对床号、姓名。

（4）协助患者取平卧位，暴露导管穿刺部位，在手臂下垫一次性治疗巾，测量臂围（方法：肘窝向上 10cm 处）。揭除敷料上固定的胶布，将敷料沿水平方向向外牵拉，使之松解，脱离皮肤后自下而上去除敷料，切忌将导管引出体外（将敷料以 0°或 180°揭除）。

（5）用快速手消毒液消毒双手，打开 PICC 换药包。

（6）将无菌透明敷料、无菌免缝胶带、输液接头、20ml 注射器去除包装置入换药包内。用无菌持物钳将治疗碗摆放在换药包的一侧。将聚维酮碘分别倒于 2 个治疗碗内，用无菌持物镊夹 3 根无菌棉签，放在换药包内的治疗盘中。

（7）生理盐水及肝素稀释液瓶常规消毒后备用。

（8）右手戴无菌手套，持注射器抽吸生理盐水 20ml 及肝素稀释液 10ml 后放入包内。

（9）左手戴无菌手套，并将输液接头与生理盐水注射器相连，排气后备用。

（10）将治疗巾垫于置管侧手臂下的一次性治疗巾上。

（11）用止血钳夹住聚维酮碘棉球擦拭穿刺点及周围皮

肤，消毒穿刺点应停留大于 15 秒，第一个棉球顺时针擦拭，第二个棉球逆时针擦拭，第三个棉球再顺时针擦拭。擦拭范围应在直径 20cm 以上。

（12）从治疗盘中取两根棉签，自穿刺点上方 3cm 处向穿刺点滚动挤压，观察有无分泌物。再取一根棉签，自穿刺点导管下方擦净皮肤。

（13）用另一把止血钳夹住聚维酮碘棉球消毒穿刺点及周围皮肤，第一个棉球顺时针擦拭，第二个棉球逆时针擦拭，第三个和第四个棉球分别消毒导管、连接器及输液接头的正面和背面（正面和背面分别用 1 个棉球），第五个棉球再顺时针消毒皮肤，待干。

（14）用无菌纱布衬垫取下原有输液接头，酒精纱布消毒接口及连接器接口处时应螺旋消毒 15 秒以上，用已连接好输液接头的注射器更换输液接头，并用 20ml 生理盐水以脉冲式方法冲洗导管，用肝素稀释液以脉冲式方法封管。

（15）用免缝胶带、透明敷料固定导管。将体外导管放置呈"L"形弯曲，用免缝胶带第一条固定连接器后覆盖透明敷料（连接器应在透明敷料内），第二条自连接器下向上蝶形交叉固定在透明敷料上，第三条覆盖在第一条与透明敷料重叠处，第四条和第五条顺序固定在输液接头下，第六条固定于输液接头上。

（16）在免缝胶带或透明敷料/治疗单上注明护士姓名（汉语拼音第一个字母）、换药日期和时间。

（17）妥善安置患者，整理用物。

（18）洗手。

（19）填写 PICC 置管维护手册。

【注意事项】

（1）自下而上去除敷料，注意切忌将导管引出体外。

（2）将体外导管放置呈"L"形自然弯曲可以减轻导管张力，避免导管移动。

（3）更换敷料时，注意敷料与导管要粘贴牢固，不可有松动和气泡。体外导管部分须完全覆盖在透明敷料以下，以免引起感染。

（4）穿刺后的第一个 24 小时必须换药 1 次，以后每周维护导管 1 次。如遇透明敷料潮湿、松动，穿刺部位渗血，需随时更换敷料。

二、肝肾移植部分

1. T形管引流的护理

【操作目的】

（1）减轻胆道内压力，防治胆道黏膜水肿、胆管阻塞、胆汁淤积，有利于胆汁或泥沙样结石的引流。

（2）支撑胆道，防止炎性粘连，造成胆道狭窄。

【用物准备】

治疗盘内盛：弯盘、聚维酮碘、棉签、血管钳、手套、引流袋、污物桶。

【操作步骤】

（1）评估患者，向患者做好解释说明工作，取得合作。

（2）回治疗室，洗手，戴口罩，准备用物，携至床旁。

（3）戴手套，取合适体位，暴露引流管，挤压检查引流管是否通畅，敷料有无渗出，注意保暖。

（4）置弯盘于接头下，用血管钳在管口上 5cm 处夹紧引流管，管口朝上。

（5）将引流管及袋分离，用套管套住接头塞放入床垫下。

（6）取 3 根聚维酮碘棉签分别消毒引流管内径、横断面、引流管外径。

（7）核对引流袋有效期，检查有无破损、漏气。

（8）取出引流袋，与引流管连接，松止血钳，挤压引流管，检查是否通畅，固定引流袋于床边。

（9）撤下弯盘，整理衣裤及病床单位。

（10）向患者说明注意事项，询问患者需要。

（11）观察引流袋内引流液的量、颜色及性质，处理用物。

（12）脱下手套，洗手，记录引流量。

【注意事项】

（1）保持引流通畅，定时挤压，防止引流管扭曲、受压。

（2）妥善固定，防止牵拉滑脱。

（3）预防逆行感染，定时更换引流袋，固定引流袋不高于腋中线。

2. 腹带包扎护理操作技术

【操作目的】

（1）减轻疼痛，保护伤口，防止腹压过高致伤口裂开。

（2）固定敷料，帮助止血。

【用物准备】

腹带，必要时备手套、换药用物。

【操作步骤】

（1）评估患者，检查伤口敷料有无渗出，向患者做好解释说明工作，取得合作。

（2）洗手，戴口罩、帽子。

（3）携腹带至患者床旁，再次做好解释工作。

（4）若伤口敷料有渗出，应及时更换敷料。

（5）协助患者取平卧位，松开盖被，敞开患者衣裤，注意保暖。

（6）协助患者抬高臀部，顺势将腹带塞入患者腰下，整理平整，包扎松紧适宜。

（7）协助患者穿好衣裤，整理病床单位，询问患者有无不适。

（8）脱手套、洗手，记录腹带包扎时间。

【注意事项】

（1）包扎要松紧适度，过紧影响患者呼吸，过松则起不到保护作用。

（2）有引流管者，要注意保持引流通畅。

3. 肝穿刺术护理配合操作技术

【操作目的】

（1）肝病性质不明，需取活组织行病理检查，以明确诊断。

（2）确定患者肝组织损伤程度，观察肝病的发展与转归。

（3）为肝脓肿患者穿刺抽吸脓液和注射药物，达到治疗目的。

【用物准备】

（1）治疗盘：肝穿刺包1个、肝穿刺针、无菌手套、注射器、4%甲醛标本瓶、聚维酮碘棉签、砂轮、弯盘、腹带、记录单、笔。

（2）药物准备：2%利多卡因，遵医嘱准备药物、生理盐水等。

【操作步骤】

（1）核对床号、姓名，评估患者，做好解释工作，详细介绍手术地点、环境、手术中的配合要求，取得患者的合作。协助患者排尿。

（2）为患者测量血压、脉搏并记录。

（3）洗手，戴口罩，备齐用物并携至床旁。再次核对床号、姓名。

（4）协助患者取平卧位，身体右侧靠床沿，并将右手屈肘置于枕后。

（5）暴露穿刺部位，腰背部下铺腹带。

（6）配合常规消毒皮肤，铺无菌孔巾，配合局部麻醉。

（7）注意观察患者面色及生命体征，询问患者有无不适。

（8）穿刺完毕后，术者立即以无菌纱布按压穿刺部位5～10分钟，用无菌敷料遮盖。协助术者取下无菌孔巾，胶布固定后用腹带包扎 4～6 小时，并询问患者自觉症状。

（9）将所抽取肝组织放入 4%甲醛固定液中及时送检。

（10）清理用物，测量血压、脉搏并记录。

（11）整理床单位，指导患者卧床休息。

【注意事项】

（1）术者进针时嘱患者深吸气后屏气。

（2）穿刺过程中，注意观察患者面色、血压、脉搏、呼吸等变化。

（3）术后指导患者卧床休息 6～8 小时，定时测量血压、脉搏、呼吸。如发现头晕、脉搏细弱、血压下降、出冷汗、烦躁不安、呼吸困难等现象，及时报告医生，积极抢救。

（4）术后注意观察有无并发症，如胆汁性腹膜炎、典型气胸等。

4. 更换引流袋护理操作技术

【操作目的】

（1）保持各引流管通畅，维持有效的引流。

（2）观察引流液的性状及量，为医生诊疗提供依据。

【用物准备】

治疗盘内盛：手套 1 双、治疗巾 1 块、血管钳 1 把、聚维酮碘棉签、无菌纱布 2 块、引流袋、剪刀、污染垃圾桶。

【操作步骤】

（1）评估患者，向患者做好解释工作，清理床头柜及床旁、床下的杂物。

（2）回治疗室洗手、戴口罩，按顺序准备用物。

（3）携带用物至床旁，将治疗盘放于床头柜上，再次向患者解释。

（4）摆好合适的体位，适当掀开被服，暴露引流管。

（5）铺治疗巾于引流管接口处下方的床单上，用血管钳夹住距管口上方 5cm 处（即靠近患者身体的部分）。

（6）戴好手套，双手分离引流管与引流袋的接口，将引流袋接口竖直提高，使引流液全部流入袋内。

（7）将换下的引流袋接口用纱布包裹后塞入床垫下。

（8）取聚维酮碘棉签 3 根，消毒引流管口内面、管口边缘及周围。

（9）取无菌纱布环盖已消毒的引流管口，常规检查引流袋包装有无破损、漏气和有效期。

（10）更换引流袋：用剪刀剪开包装袋，扭紧引流袋底部活塞，取下接口处盖帽，将引流袋接头插入引流管内（注意不要污染接头）。

（11）松开止血钳，从上至下挤压引流管，检查通畅情况。

（12）撤走治疗巾，整理衣被。

（13）取下更换下来的引流袋，水平视线观察引流液的颜色、性质和量后，丢入污染垃圾桶。

（14）妥善固定更换的引流袋。

（15）询问患者需要，分类处理用物，洗手，在护理记录单上做好记录。

【注意事项】

（1）严格执行无菌技术操作规程，以防止感染。

（2）动作轻柔，勿用力牵拉患者引流管。

（3）及时观察引流是否通畅，引流液的颜色、性质和量，伤口周围有无渗出。

5. 三腔两囊管护理

【操作目的】

（1）对肝硬化合并食管下段、胃底曲张静脉破裂出血者行压迫止血。

（2）将止血药物注入胃内进行止血治疗。

【用物准备】

三腔两囊管 1～2 根、纱布数块、棉签、50ml 注射器1～2 支、止血钳 2 把、治疗碗 1 个、生理盐水 500ml、血压计 1 个、蝶形胶布 1 条、滑轮牵引架 1 个、线绳 1 根（约 1米长）、0.5kg 重物、液体石蜡 50ml。

【操作步骤】

（1）核对床号、姓名，评估患者，做好解释工作。

（2）向患者讲清治疗的目的、方法、注意事项及如何配合，并用棉签蘸水将准备为患者插管的鼻腔擦净。

（3）三腔两囊管的质量检查：检查三个腔的标记是否清楚、气囊是否漏气、管腔是否通畅、注气量是否准确、气囊膨胀是否均匀，检查完毕后抽出注入的气体，并将管的前端以液体石蜡润滑。

（4）协助医生给患者插管，嘱患者做吞咽和深呼吸动作。配合医生向气囊注气，固定三腔管。

（5）插管后护理

1）记录三腔两囊管插管深度和胃气囊、食管气囊注气量及压力。

2）用生理盐水冲洗胃管，直至无新鲜血液。

3）每2小时抽胃液1次，严密观察胃管抽吸物的颜色、量及患者生命体征，判断有无继续出血。

4）观察三腔两囊管的刻度，判断有无移位，如有移位，报告医生重新调整位置，防止三腔管滑出压迫气管造成窒息。若发生窒息，立即拔除三腔管。

5）每4小时测气囊压力一次并抽胃液。一般胃气囊注气量为150～200ml，压力为50～70kPa；食管气囊注气量为80～100ml，压力为30～40kPa。每次测压后应补充气体5ml，以补充外溢之气体。如压力偏低，注气后仍不升，提示气囊已破，需重新更换。

6）每隔12～24小时请示医生同意后给予放气或缓解牵引一次，以免发生压迫性溃疡，每次放气时间为30分钟。

7）三腔两囊管压迫期一般不超过72小时。

8）拔管前口服液体石蜡30ml并抽尽气体，以免损伤黏膜。

9）插管期间，为患者做口腔护理，2次/日。

10）遵医嘱进行雾化吸入。

（6）妥善固定，防止脱出。

（7）详细记录三腔管留置期间病情变化，准确记录胃液颜色、性质及出入量。

三、心脏移植部分

1. 更换引流瓶底液护理操作技术

【操作目的】

（1）保持各引流管通畅，维持有效的引流。

（2）观察引流液的性状及量，为医生诊疗提供依据。

【用物准备】

手套1双、无菌外用水2瓶、一次性换药盘1个。

【操作步骤】

（1）洗手，戴口罩，准备用物。

（2）评估患者，向患者做好解释工作，取得患者的理解和配合。

（3）摆好合适的体位，适当掀开被服，暴露引流管，注意保护患者隐私。

（4）挤压引流管后，将引流管夹闭。

（5）戴好手套，双手分离引流管与引流瓶的接口，使引流液全部流入瓶内。

（6）将引流管垂直夹在床挡下，引流管下放无菌弯盘。

（7）取下引流瓶后，水平放置观察引流液的颜色、性质和量。

（8）更换完引流瓶底液后，将引流管与引流瓶的接口接紧。注意引流管在水封瓶底液液面下3～4cm。

（9）打开夹子，从上至下挤压引流管，并妥善固定。将引流瓶放于安全处，保持引流瓶低于胸腔60～100cm。

（10）安慰并询问患者需要。处理用物，脱手套，洗手，做好记录。

【注意事项】

(1) 严格执行无菌技术操作规程，以防止感染。

(2) 动作轻柔，勿用力牵拉患者引流管。

(3) 及时观察引流管是否通畅，引流液的颜色、性质和量，伤口周围有无渗出。

(4) 注意观察水柱的波动范围。

2. 吸痰操作技术

【操作目的】

(1) 保证呼吸道通畅，保证氧输送，维持患者正常的血氧饱和度。

(2) 预防肺部感染。

【用物准备】

负压吸引装置、一次性吸痰管、手套、按医嘱备稀释痰液的药液、0.9%生理盐水 100ml 2 瓶。

【操作步骤】

(1) 向患者做好解释工作，取得患者的配合，约束好患者的双手。

(2) 连接负压吸引装置，检查是否运转正常，调节好负压压力。

(3) 吸痰前，将呼吸机的氧浓度调至 100%。

(4) 试吸：戴手套，将吸引器与吸痰管连接，试吸是否通畅。

(5) 吸痰：将吸痰管迅速送入气道，顺时针、逆时针旋转，向上提出，吸净痰液，每次吸痰时间不超过 15 秒。

(6) 在吸痰过程中，注意观察痰液的性质、量、颜色，血氧饱和度和生命体征的变化。

(7) 吸痰结束：冲洗吸痰管，如需再次吸痰，应重新更换吸痰管。

(8) 调节氧浓度：将呼吸机与气管插管连接好，观察患者血氧饱和度，当血氧饱和度升至正常水平后，将氧浓度调至原水平。

（9）协助患者取舒适卧位，安慰患者。

（10）按垃圾分类处理用物，洗手，记录。

【注意事项】

（1）严格无菌操作，注明吸痰盐水开瓶时间和使用部位，吸口腔和吸气道的盐水严禁混用。

（2）动作轻柔、迅速、准确，方法正确。每次吸痰时间不超过 15 秒。

（3）在吸痰过程中，注意观察血氧饱和度和生命体征的变化。

（4）口腔内分泌物较多时，吸净后注意清洁口腔周围的皮肤。

（5）保持气管插管在位、通畅。必要时，两人合作重新固定插管位置。

3. 除颤仪操作技术

【操作目的】

熟练掌握除颤仪的使用，最迅速地抢救患者。

【用物准备】

除颤仪、电极片、耦合剂、心电图纸。

【操作步骤】

（1）确认患者心脏骤停或需要电复律，推除颤仪至患者床旁。

（2）将电极片贴于胸前位置，电极片应避开除颤的位置。

（3）打开除颤仪开关，遵医嘱选择除颤方式和能量。

（4）电极板均匀涂抹耦合剂，调节好除颤功率，充电。

（5）所有人离床，放电。

（6）观察心电示波情况。

（7）除颤完毕，整理用物，洗手，记录。

【注意事项】

（1）均匀涂抹耦合剂，量适中。

（2）电极片应避开除颤的位置。如果患者使用起搏器，应关闭。

（3）电极板放置位置

1）心尖部：左腋前线第 5 肋间。

2）心底部：右锁骨中线第 2 肋间。

（4）两电极板之间相隔 10～20cm，避开电极片和导线，紧贴患者皮肤，下压 4～11kg 力。

（5）除颤时，所有人离床。

4. 简易呼吸器操作技术

【操作目的】

开放气道，保证呼吸道通畅，保证氧输送。

【用物准备】

简易呼吸器、护理记录单、笔、表、手消毒液。

【操作步骤】

（1）检查简易呼吸器的组成部件：面罩、复苏球、储氧袋。

（2）检查简易呼吸器的六个阀门：进气阀、呼出阀、鸭嘴阀、压力阀、储氧阀、减压阀。

（3）评估患者有无意识、呼吸和颈动脉搏动。

1）判断患者意识：呼叫患者，轻拍患者肩部，确认患者意识丧失，立即呼救。

2）判断患者呼吸：观察胸部有无起伏（眼看）、有无气流流出（面感）、有无呼吸音（耳听）。判断时间＜10 秒，无反应表示呼吸停止。

3）判断患者颈动脉搏动：术者示指和中指指尖触及患者气管正中部（相当于喉结的部位），向同侧下方滑动 2～3cm，至胸锁乳突肌前缘凹陷处，判断时间＜10 秒。确认无颈动脉搏动后，立即进行心肺复苏。

（2）开放气道

1）将床放平，取下床头。去枕仰卧位，胸下垫按压板。解开患者衣领、腰带，暴露胸部。

2）清理呼吸道，取下义齿。

3）开放气道（仰头抬颌法）。

（3）将简易呼吸器连接氧气，流速为 8～10 升/分（有氧源的情况下）。

（4）一手固定面罩于患者的口鼻部，另一手挤压简易呼吸器，10～12 次/分。与胸外按压配合，比例为 2∶30。

（5）经判断患者恢复自主呼吸，颈静脉有搏动，抢救成功。安置患者，进一步观察、治疗，记录抢救结束时间。

（6）洗手，整理用物，消毒简易呼吸器。

【注意事项】

（1）抢救者必须有应急意识。

（2）使用"EC"手法固定面罩。

（3）有规律地提供足够的吸气/吐气时间，每次持续 1 秒钟。

（4）人工呼吸频率：成人 10～12 次/分，儿童 12～20 次/分。

（5）人工呼吸与心外按压比例为 2∶30。

（6）有氧气供应时，连接储氧袋。无氧气供应时，不必连接储氧袋。

（7）注意储氧袋与氧气管是否连接紧密。

（8）简易呼吸器用毕采用消毒毒剂（1000mg/L 健之素）消毒 30 分钟后，冲洗干净，晾干备用。

四、造血干细胞移植部分

1. 中心静脉导管输液技术

【操作目的】

通过中心静脉导管给药，达到药物治疗的目的。

【用物准备】

一次性使用输液器、一次性使用连接管、一次性使用 20ml 无菌注射器、一次性 PALL 过滤器、已配置完毕的输液液体、一次性使用医用橡胶检查手套、无菌橡胶医用手套

（无粉）、治疗盘（内盛安尔碘、75％酒精、无菌棉签、无菌纱布、无菌持物镊及容器）、0.9％氯化钠注射液100ml、无菌治疗巾。

【操作步骤】

（1）两名护士共同持执行项目表、输液卡与医嘱核对床号、姓名、药名、浓度、剂量、用法、时间，无误后在执行项目表上签字。

（2）洗手，戴口罩，更换拖鞋，进入三室。请患者说出床号、姓名及过敏史，护士复述患者床号、姓名，核对腕带信息。向患者解释操作目的。

（3）将输液挂于三室治疗车上，将层流洁净室风机的风速调至中档。卫生手消毒，更换四室拖鞋，穿无菌隔离衣进入四室，带一次性使用医用橡胶检查手套。

（4）整理四室环境，更换一次性使用医用橡胶检查手套，将托盘架推至四室门口。将治疗盘放置于患者床头桌上。

（5）更换一次性使用医用橡胶检查手套，打开无菌治疗巾铺于托盘上。打开一次性使用输液器、一次性使用连接管、一次性使用无菌注射器20ml（2支）、无菌橡胶医用手套（无粉）、一次性PALL过滤器的外包装于无菌治疗巾上。

（6）常规消毒输液瓶/袋口，将输液器排气针、输液针头插入输液瓶/袋（输液袋不插排气针），关闭水止。用手捏住茂菲小壶，将输液瓶/袋翻转挂在治疗车上，松开小壶，液体流入小壶至1/2～2/3满。更换无菌橡胶医用手套（无粉），捏住无菌治疗巾内侧至患者胸前放好，先连接一次性使用输液器与一次性PALL过滤器，打开水止，排气后再与一次性使用连接管连接，将液体排至管路末端（勿使液体流出），关闭水止。检查管路有无气泡。

（7）打开0.9％氯化钠注射液100ml瓶盖，安尔碘棉签消毒瓶塞3遍，待干。注射器抽取20ml生理盐水放在治疗巾上待用。

（8）解去包裹可来福输液接头的纱布，一手捏住无菌治疗巾外侧将治疗巾上提至锁骨下静脉导管下方，可来福输液接头放置在无菌治疗巾上。

（9）用无菌持物镊夹取2块无菌纱布，将75%酒精倒在纱布上。更换无菌橡胶医用手套（无粉）。

（10）两块75%酒精纱布上下包裹待开放的可来福输液接头，旋转式擦拭15秒后，将酒精纱布弃去。

（11）一只手托住可来福输液接头，另一只手依次取三根棉签蘸取安尔碘分次消毒可来福输液接头，而后取含有20ml 0.9%氯化钠注射液的注射器连接可来福输液接头处，抽取回血，见回血后立即脉冲式冲管。

（12）取下注射器，连接已排好气的输液管路，打开水止，数10秒钟重力滴速。

（13）用无菌持物镊夹取无菌纱布2块，包裹可来福输液接头，固定于患者衣服扣眼处。

（14）协助患者取舒适体位，整理用物。

（15）脱手套，脱隔离衣，更换拖鞋，返回三室，卫生手消毒，将层流洁净室风机的风速调至低档。

【注意事项】

（1）每天输液时评估中心静脉导管穿刺处伤口有无红、肿、热、痛。如有异常，及时换药。

（2）连接已排好气的输液管路，打开水止，数10秒钟重力滴速。

2. 中心静脉导管封管技术

【操作目的】

保证中心静脉管路通畅，防止患者锁骨下静脉导管堵塞，避免血栓发生。

【用物准备】

一次性使用20ml无菌注射器2支、肝素钠注射液2ml、无菌治疗巾包、一次性使用医用橡胶检查手套、无菌橡胶医用手套（无粉）、治疗盘（内盛安尔碘、无菌棉签）、0.9%

氯化钠注射液 100ml 2 瓶、无菌治疗巾。

【操作步骤】

（1）确认锁骨下静脉导管通路输液完毕，需要封管。

（2）洗手，戴口罩，更换拖鞋，进入三室。

（3）先将层流洁净室风机的风速调至中档，卫生手消毒，更换四室拖鞋，穿无菌隔离衣进入四室，带一次性使用医用橡胶检查手套。至患者床旁，请患者说出床号、姓名及过敏史，护士复述患者床号、姓名，核对腕带信息（床号、姓名、过敏史）。

（4）用 75% 酒精纱布擦拭托盘，推至四室门口。更换一次性使用医用橡胶检查手套。打开无菌治疗巾铺于托盘上。

（5）打开一次性使用 20ml 无菌注射器 2 支、无菌橡胶医用手套（无粉）的外包装置于无菌治疗巾上。

（6）遵医嘱配置封管液及抽取 20ml 生理盐水放入治疗巾待用。

（7）更换无菌橡胶医用手套（无粉）。将治疗巾及配置完毕的封管液、冲管液放置于患者胸前，打开包裹可来福输液接头的纱布，关闭一次性使用连接器水止。

（8）安尔碘棉签消毒可来福输液接头 3 遍。

（9）将冲管液注射器与可来福输液接头衔接，脉冲式推注 20ml 液体后，注射器与可来福接头分离。

（10）将封管液注射器与可来福输液接头衔接，脉冲式推注 3～4ml 液体后，注射器与可来福接头分离。

（11）纱布包裹可来福输液接头并固定。协助患者取舒适体位，整理用物。

（12）脱手套，脱隔离衣，更换拖鞋，返回三室，卫生手消毒，将层流洁净室风机的风速调至低档。

【注意事项】

每天封管时观察中心静脉导管穿刺处伤口有无红、肿、热、痛。如有异常，及时换药。

3. 造血干细胞移植患者骨髓血输注的护理

【操作目的】

(1) 保证输液管路通畅，安全输入造血干细胞。

(2) 保证供者的造血干细胞顺利植入，使患者造血及免疫系统恢复。

【用物准备】

治疗盘内盛：安尔碘、75%酒精、无菌棉签、无菌纱布、无菌持物镊及容器、骨髓血、0.9%氯化钠注射液、一次性使用输血器、一次性使用连接管、一次性使用20ml无菌注射器、无菌治疗巾包、一次性使用医用橡胶检查手套、无菌橡胶医用手套（无粉）。

【操作步骤】

(1) 持执行项目表与医嘱核对，并将骨髓血/外周干细胞采集物输注单、输液卡及病历与骨髓血进行核对。

(2) 洗手，戴口罩，更换拖鞋，进入三室，将执行项目表、骨髓血/外周干细胞采集物输注单、输液卡、病历及骨髓血置于治疗车上，请患者说出床号、姓名、血型，护士复述患者床号、姓名、血型，同时核对腕带信息（床号、姓名、病案号）。患者无法正常沟通时，双人核对腕带信息（床号、姓名、病案号）。

(3) 将骨髓血袋挂在治疗车挂钩上30分钟，不再翻转血袋，准备并检查用物。

(4) 在已有静脉通路上更换0.9%氯化钠注射液，遵医嘱给予抗过敏药。

(5) 先将层流洁净室风机的风速调至中档，卫生手消毒，更换四室拖鞋，穿无菌隔离衣进入四室，带一次性使用医用橡胶检查手套。测量患者脉搏、呼吸。观察准备输注骨髓血通路的穿刺点有无红肿、渗出及压痛。用75%酒精纱布擦拭托盘，推至四室门口。更换一次性使用医用橡胶检查手套。

(6) 铺无菌治疗巾于托盘上，将一次性使用输血器、一次性使用连接管、一次性使用 20ml 无菌注射器、无菌橡胶医用手套（无粉）置于无菌治疗巾上。

（7）更换无菌橡胶医用手套（无粉），连接并旋紧输血管路，插入 0.9％氯化钠注射液并排气。

（8）输血管路与患者的中心静脉导管相连，开放中心静脉导管，观察重力滴速。整理用物，返回三室。

（9）核对骨髓血后拧开骨髓血袋接口帽，用 3 根安尔碘棉签依次消毒接口处 3 次，输血器针头插入骨髓血袋接口。遵医嘱调节输注骨髓血速度，并根据血袋编号依次为患者输注。

（10）再次核对患者的病室、床号、姓名、血型及供者姓名、血型。卫生手消毒，在执行项目表和输液卡上记录执行时间并签字。

【注意事项】

（1）遵医嘱分次通过 0.9％氯化钠注射液管路将硫酸鱼精蛋白注射液自茂菲小壶中滴入（50ml/h）。

（2）输注过程中专人看护，在危重患者特别记录中记录患者的脉搏、呼吸及输注速度。确保患者静脉通路连接紧密、通畅，观察尿液的性质，若有不良反应（恶心、心悸、胸闷、头痛、腰痛、皮疹），及时通知医生予以处理。

（3）每袋骨髓血输至只剩余脂肪颗粒时更换下一袋。

（4）骨髓血连续输注，全部输注完毕后再用 0.9％氯化钠注射液冲管。

（5）输注骨髓血期间，输注骨髓血管路只能输注生理盐水和骨髓血，严禁输注其他药物。

4. 中心静脉导管伤口换药技术

【操作目的】

避免中心静脉导管穿刺处伤口感染。

【用物准备】

PICC 换药包（弯盘 1 个、治疗碗 2 个、治疗巾 1 块、止血钳 3 把、纱布 4 块、棉球若干）、安舒妥 IV3000、治疗盘（内盛无菌棉签）、无菌持物镊及容器、0.5％聚维酮碘、一次性使用医用橡胶检查手套、无菌橡胶医用手套（无粉）。

【操作步骤】

（1）洗手，戴口罩，更换拖鞋，进入三室。

（2）先将层流洁净室风机的风速调至中档，卫生手消毒，更换四室拖鞋，穿无菌隔离衣进入四室。戴一次性使用医用橡胶检查手套，评估锁骨下静脉导管伤口有无红肿、渗出及压痛。

（3）用两块75％酒精纱布分别擦拭过餐桌托盘和床头桌托盘，将过餐桌托盘推至四室门口。更换一次性使用医用橡胶检查手套。

（4）将治疗盘、无菌持物镊及容器放在过餐桌托盘上。

（5）打开PICC换药包的外层包皮，将换药包放在患者床头桌托盘上并打开。打开安舒妥IV3000外包装，置于换药包内。

（6）责任护士用无菌持物镊将换药包内两个小治疗碗夹出，放在换药包包皮上的左下方。打开0.5％聚维酮碘冲洗瓶口，分别倒在换药包内的两个小治疗碗中。用无菌持物镊夹6根无菌棉签，放在换药包内的治疗盘中。

（7）协助患者解开上衣，暴露患者锁骨下静脉导管伤口部位，解开包裹可来福输液接头纱布的小线。揭去敷料（先将敷料水平方向松解，脱离皮肤后自下而上去除敷料）。

（8）胶布固定锁骨下静脉导管上的两个夹子，无菌持物镊夹出治疗巾，治疗巾对折后铺在导管上方，去除包裹可来福输液接头的纱布，将可来福输液接头放在治疗巾上，更换无粉手套。

（9）一手用治疗盘中的纱布把可来福输液接头包裹并拿起，另一手用止血钳夹棉球在左边治疗碗蘸聚维酮碘消毒穿刺点及周围皮肤，消毒穿刺点时停留的时间大于15秒。（第一个棉球顺时针擦拭，第二个棉球逆时针擦拭，第三个棉球顺时针擦拭）。将包裹可来福输液接头的纱布放在治疗巾上。

（10）从治疗盘中取两根棉签，自穿刺点上方 3cm 处向穿刺点滚动挤压，观察有无分泌物。再取一根棉签，自穿刺点导管下方擦净皮肤。

（11）取三根棉签在右边治疗碗中蘸聚维酮碘分别消毒静脉导管左、右边缝线皮肤及两边缝线中间的皮肤。

（12）更换止血钳，止血钳夹棉球在右边治疗碗蘸取聚维酮碘，再次消毒静脉导管伤口 3 遍。

（13）更换止血钳，用止血钳夹取干棉球擦拭静脉导管伤口 2cm 外周围的皮肤。

（14）将安舒妥 IV3000 敷料覆盖于静脉导管伤口上。第一条胶布固定在安舒妥 IV3000 敷料与皮肤交界处，第二条胶布自静脉导管下向上蝶形交叉固定在安舒妥 IV3000 敷料上，第三条胶布覆盖在第一条与第二条胶布上。

（15）取下固定静脉导管夹子的胶布。用黑色记号笔在胶布上注明换药日期、时间并签名。

（16）取换药包中纱布重新包裹可来福输液接头，用小线固定于患者衣服上。协助患者取舒适体位，整理用物。

（17）脱手套，脱隔离衣，更换拖鞋，返回三室，卫生手消毒，将层流洁净室风机的风速调至低档。

【注意事项】

（1）揭去敷料时，注意切忌将导管引出体外。

（2）聚维酮碘棉球消毒面积大于敷料面积。聚维酮碘棉球消毒面积依次小于前一个棉球消毒的面积。

（3）干棉球擦拭的面积依次大于前一个棉球擦拭面积，直至擦干为止。

5. 紫外线治疗仪的使用

【操作目的】

（1）促进局部炎症处消肿与吸收，减轻疼痛。

（2）促进皮肤、黏膜伤口愈合。

【用物准备】

紫外线治疗仪、75％酒精、无菌纱布、光导及导子盒

（内盛75％酒精）、一次性使用医用橡胶检查手套。

【操作步骤】

（1）先将层流洁净室风机的风速调至中档，卫生手消毒，更换四室拖鞋，穿无菌隔离衣进入四室，带一次性使用医用橡胶检查手套。

（2）向患者解释操作目的。

（3）75％酒精纱布擦拭紫外线治疗仪后置于床头桌上。

（4）协助患者摆好体位，暴露照射部位。

（5）观察患者需要照射部位的情况（红、肿、疼痛、破溃面积大小、硬结大小）。

（6）连接紫外线治疗仪电源，连接好体表/体腔照射器。

（7）打开主机开关，设定照射时间，预热10秒后，对准照射部位，按动手把照射器开关，自动计时。

（8）照射结束后，蜂鸣器自动报警，关闭电源，拔下电源线。

（9）协助患者取舒适体位，整理用物。

（10）脱手套，脱隔离衣，更换拖鞋，返回三室，卫生手消毒，将层流洁净室风机的风速调至低档。

【注意事项】

（1）体表照射：使用体表照射器，距离照射皮肤5cm。

（2）体腔照射：根据照射部位选择适宜的光导。

（3）照射过程中，密切观察照射部位的情况，酌情调整照射时间。

（4）导子盒内的75％酒精每日更换。

6. 生物安全柜的使用

【操作目的】

（1）保证护士的自身安全，降低化疗药物带来的职业危害。

（2）保证按照无菌操作要求，在洁净环境下对静脉用药物进行加药混合调配。

【用物准备】

生物安全柜、所需药品、一次性注射器、无菌纱布、无菌橡胶医用手套（无粉）、一次性 PE 手套。

【操作步骤】

（1）关闭生物安全柜前窗，开启柜内紫外线灯。

（2）30 分钟后关闭紫外线灯，打开生物安全柜前窗，用 75％酒精纱布擦拭生物安全柜内顶部、两侧及台面（顺序为从上到下、从里到外），打开照明灯。启动循环风机，运行 10 分钟。

（3）在生物安全柜工作台上铺一次性防护垫。

（4）配制药物时拉下生物安全柜前窗，使之低于安全警戒线。

（5）洗手，戴外科口罩、圆帽，穿隔离衣，戴一次性 PE 手套，在其外戴无菌橡胶医用手套（无粉）。

（6）溶解粉剂药物时，将溶媒沿瓶壁缓慢注入，待药粉充分溶解后再抽出。

（7）抽药后的注射器内的空气不可排入工作区内，应注射回空安瓿瓶内或置于注射器内，弃于利器盒内。

（8）每完成一份成品输液调配后，应当清理操作台上废弃物，并用清水擦拭，必要时再用 75％酒精纱布消毒台面，防护垫污染后及时更换。

（9）配置药物结束后，用 75％酒精纱布擦拭生物安全柜内顶部、两侧及台面（顺序为从上到下、从里到外），循环风机再运行 30 分钟，关闭风机。

（10）洗手，脱手套。

【注意事项】

（1）配制化疗药物时双手必须在离生物安全柜工作台外沿 20cm、内沿 8～10cm、高于台面 10cm 的区域内进行操作。

（2）配置化疗药物严格遵守药物说明书的要求。

（3）用过的外科口罩、圆帽、手套、空针、纱布、棉签、一次性防护垫弃于黄色垃圾袋内，放置在密闭带盖容器内收集。

7. 水平层流洁净台的使用

【操作目的】

保证按照无菌操作要求，在洁净环境下对静脉用药物进行加药混合调配。

【用物准备】

水平层流洁净台、所需药品、一次性注射器、无菌纱布、一次性使用医用橡胶检查手套。

【操作步骤】

（1）将所有药品浸泡在 1：2000 醋酸氯已定溶液的泡药盆中 15 分钟。

（2）开启紫外线灯，30 分钟后关闭。打开层流洁净台前窗及照明灯，再用 75％酒精擦拭层流洁净台顶部、两侧及台面，顺序为从上到下、从里向外进行消毒。启动风机半小时后方可进行静脉用药调配。

（3）在层流洁净台工作区铺治疗巾，将一次性注射器去除外包装后置入治疗巾内。

（4）将药物从泡药盆中取出，放置在治疗巾上，按治疗顺序摆放。

（5）配置药品时，打开安瓿的方向应当远离高效过滤器。

（6）在调配过程中，每完成一份成品输液调配后，应当清理操作台上废弃物，并用清水清洁，必要时再用 75％的酒精消毒台面。

（7）每天调配结束后，应当彻底清洁层流洁净台，用 75％酒精擦拭消毒，打开紫外线灯消毒 60 分钟。

【注意事项】

（1）水平层流洁净台可划分为 3 个区域：

1）内区，最靠近高效过滤器的区域，距离高效过滤器 10～15cm，适宜放置已打开的安瓿和其他一些已开包装的无菌物体。

2）工作区，即工作台的中央部位，离洁净台边缘 10～

15cm，所有的调配应当在此区域完成。

3）外区，从台边到 15～20cm 距离的区域。

（2）应当尽量避免在操作台上摆放过多的物品。较大物品之间的摆放距离宜约为 15cm，小件物品之间的摆放距离约为 5cm。

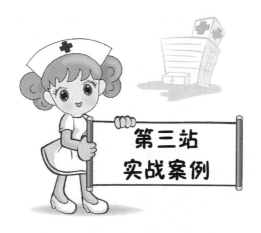

第三站 实战案例

一、肝移植部分

案例一、肝性脑病患者的护理

患者，男性，68岁，慢性重症肝炎6年，因皮肤及巩膜黄染加重1个月入院。入院后第三天，患者出现嗜睡，回答不切题，夜间烦躁，不能入睡。查体：全身皮肤及巩膜黄染，腹部膨隆，腹部移动性浊音阳性。实验室检查血氨76mmol/L。

【问题】

（1）肝性脑病分几期？上述患者为肝性脑病几期？

（2）护士重点观察什么？

（3）患者夜间烦躁不安、不能入睡，家属要求给予镇静药帮助患者入睡，护士应如何解答？

【解答】

（1）肝性脑病分四期：

1）Ⅰ期（前驱期）：轻度性格改变和行为异常，如欣快、激动或淡漠少言，衣冠不整或随地便溺。可有扑翼样震颤，也称肝震颤，即患者两臂平伸，肘关节固定，手掌向背侧伸展，手指分开时可见手向外偏斜，掌指关节、腕关节甚至肘与肩关节急促而不规则地扑翼样抖动。嘱患者握医生手一分钟，医生能感到患者抖动。脑电图多为正常。

2) Ⅱ期（昏迷前期）：以意识错乱、睡眠障碍和行为异常为主。可有扑翼样震颤，脑电图有特异性异常。

3) Ⅲ期（昏睡期）：以昏睡和精神错乱为主。脑电图有异常波形。

4) Ⅳ期（昏迷期）：由浅昏迷逐渐转为深昏迷，意识完全丧失，反射逐渐消失，常伴有呼吸、循环等方面的改变。脑电图明显异常。

该患者处于肝性脑病Ⅲ期。

（2）严密观察患者思维、认知的变化，以判断意识障碍的程度。加强对患者血压、脉搏、呼吸、体温、瞳孔的监测并做记录。定期抽血复查肝肾功能和电解质的变化，有异常时，及时报告医生。患者如有烦躁，应加床挡，必要时使用约束带，防止发生坠床等。严格消毒隔离，注意口腔和皮肤护理，严格各种治疗的无菌操作，防止医院感染。

（3）镇静药会抑制患者呼吸中枢，可能会使患者陷入昏迷或出现呼吸暂停，加重患者病情。

案例二、肝移植患者术后并发症的护理

患者，女性，56岁，肝移植术后第三天。心电监护显示心率120次/分，血压95/65mmHg。患者面色苍白，引流管引出鲜红色血性液体。一小时后心电监护显示心率132次/分，血压90/60mmHg。引流液呈鲜红色，约400ml。

【问题】

（1）患者有可能出现什么并发症？

（2）此时护士应重点观察什么？

（3）采取何种护理措施？

【解答】

（1）腹腔内出血。

（2）观察患者神志和生命体征变化，观察患者引流液的量、性质、颜色。

（3）护理措施包括以下内容：

1）确保液路通畅，保证输液顺利进行，加快补液速度，计算患者每小时出入量并使之平衡。

2）遵医嘱应用止血药物。

3）立即交叉配血，做好输血准备。

4）做好拟行腹部探查的术前准备。

5）限制患者活动，做好患者的心理护理。

案例三、呕血患者的护理

患者，女性，36岁，主因间歇性黄疸12年入院。诊断：胆汁性肝硬化。查体：腹部饱满，未见腹壁静脉曲张，未见肠型及蠕动波，肝区叩痛，移动性浊音（＋）。今晨患者无明显诱因突然呕出大量鲜血，发生呛咳，随后突然停止咳嗽。患者脸色苍白，大汗淋漓，测血压120/70mmHg，急查血色素98g/L。

【问题】

（1）当发现患者大量呕血时，护士首先应做什么？

（2）患者停止出血恢复饮食后，其朋友为患者带来了家乡特产坚果，请求护士转交给患者。护士能否转交，为什么？

（3）患者留置三腔两囊管期间护士应如何护理？

（4）患者在出血后第三天夜间突然出现躁动不安、回答不切题，可能是何原因？

【解答】

（1）护士应首先采取的护理措施包括：

1）立即使患者平卧，头偏向一侧。

2）用纱布或毛巾缠手，用手指抠出呕吐物，并轻拍背部。

3）同时让家属（或立刻按铃通知其他护士）通知医生，将呕吐物拿给医生观察。

4）观察患者的神志及生命体征，给予患者吸氧，建立静脉通路。

（2）不能。上消化道出血后的患者应选用易消化，含足够热量、蛋白质和维生素丰富的饮食，禁食辛辣、刺激性、生、冷、油炸、坚硬食品，限制多渣食物及含粗纤维较多的食物，多食新鲜蔬菜和水果，防止再次出血。

（3）患者留置三腔两囊管期间，护士应给予以下护理：

1）定时测量气囊内压力，以防压力不足达不到止血目的，或压力过高压迫组织引起坏死。

2）定时抽吸食管引流管、胃管，观察出血是否停止，并记录引流液的性状、颜色和量。

3）留置三腔管 24 小时后应放气数分钟再注气加压，以免食管、胃底黏膜受压过久而至糜烂、缺血性坏死。

4）保持插管侧鼻腔的湿润，每日向鼻腔内涂抹液体石蜡。

（4）胃肠道内残存的积血被分解而生成氨气，进而被肠道吸收，造成血氨增高，透过血脑屏障，导致肝性脑病。

案例四、腹水患者的护理

患者，男性，51 岁，乙型肝炎 20 年，肝硬化六年余，反复腹水一年余入院。查体：T 36.6℃，P 78 次/分，R 18 次/分，BP 135/78 mmHg。皮肤略黄，无出血点，巩膜轻度黄染，腹部膨隆胀满，移动性浊音阳性。实验室检查：总胆红素 26mmol/L，转氨酶 100 mmol/L。腹水常规为淡黄色漏出液，无浑浊。

【问题】

（1）患者入院后，护士应如何指导患者饮食？

（2）患者行腹腔穿刺，留置腹腔引流管后护士应注意观察什么？采取哪些护理措施？

（3）患者出院后的注意事项包括哪些内容？

【解答】

（1）指导患者进食高热量、低盐、低脂、适量蛋白质软食，禁食辛辣、刺激性、生、冷、硬的食物，多食蔬菜。

（2）观察患者引流液的性质、量，引流液流出的速度。

1）术中应严密观察病情，如有头晕、恶心、心悸、脉速、血压下降、面色苍白等症状，立即停止放液，并做好相应处理。

2）初次放液量一般不超过 1000ml。放液量不宜过多、过快，并注意观察其性质、颜色，每次放液量不超过 3000 毫升。大量放液时必须逐步束紧多头腹带。

3）保持引流管通畅，准确记录引流量及颜色、性状和变化，如有异常，及时报告医生。

4）术后继续观察患者的生命体征变化，观察神志、尿量及有无其他不良反应。

（3）患者出院后应注意：

1）常规服用利尿药、保肝药。

2）保持情绪稳定，合理安排休息，以不出现疲劳、心悸为限度。

3）多卧床休息，因卧床休息时肝血流量比直立时增多，有利于肝细胞恢复。

4）注意限制钠盐的摄入，避免食用刺激性食物或粗糙食物。

5）注意体重变化，注意保暖，预防感冒，每月定期复查。

案例五、肝移植患者术前、术后护理

患者，男性，46 岁，主因发现肝占位性病变一月余，为行肝移植手术入院。入院后患者精神好，测血压 125/75mmHg。入院后 1 周行术前肝动脉栓塞化疗术，入院后 3 周行原位肝移植手术，术后恢复顺利。术后 1 周逐渐拔除各引流管，仅保留 T 管。术后 4～6 周带 T 管出院，出院后 2 周 T 管突然脱出。

【问题】

（1）患者行肝动脉栓塞化疗术后护士应观察什么？

（2）肝动脉栓塞化疗术后患者会出现哪些并发症？如何护理？

（3）出院后 T 管应如何护理？

（4）T 管脱出后患者应怎样处理？

【解答】

（1）观察患者的生命体征，观察患者患肢皮肤颜色及皮温、足背动脉搏动情况，嘱患者注意保暖、多饮水、清淡饮食。

（2）并发症及相关护理措施如下：

1）发热：为术后吸收热及肿瘤免疫反应所致。一般为午后或夜间发热，体温 37.8～39.1℃。护理人员应密切观察体温变化、做好发热护理。如果体温超过 38.5℃，给予物理降温。一般 3～7 天体温可逐渐恢复正常。

2）恶心、呕吐：肝癌介入治疗会导致患者出现不同程度的食欲减退、恶心、呕吐等症状，系化疗药物刺激胃肠道引起。对于呕吐剧烈者，遵医嘱及时给予止吐剂，如甲氧氯普胺 20mg 加入滴壶中静脉点滴或甲氧氯普胺 10mg 临时肌内注射，同时给予补液，维持水、电解质平衡。建议患者进食高热量、高蛋白质、高维生素和易消化的清淡饮食，以半流食为宜，做到少食多餐。经过处理，上述症状于术后 2～5 天可消失。

3）肝区疼痛：栓塞可使 80%～90% 的患者肿瘤供血减少甚至消失，进而引起组织缺氧和水肿，致使肝被膜紧张而引发疼痛。疼痛出现于右上腹部，常影响睡眠和食欲。及时给予止痛剂后，症状可缓解。

（3）出院后 T 管护理如下：

1）引流袋每天更换一次，引流口周围定时换药，更换引流袋及换药时注意无菌操作。

2）严格记录每日引流量并观察胆汁的性状。如果胆汁引流量突然下降，胆汁颜色变浅、混浊，T 管周围渗液增多，并且出现发热、肝区痛、黄疸等症状，应立即与医生联系。

3）开放引流 T 管期间每天定时用手轻捏 T 管，防止受压、折叠，以保持管道通畅。

4）T 管留置期间可以淋浴或擦浴。方法：将 T 管盘好用较大贴膜覆盖，沐浴结束后观察敷料，如有渗透，及时更换；禁止盆浴或游泳。

5）引流袋位置不能过高。活动时引流袋应低于腹部切口高度，平卧时不能高于身体平面。

（4）如果 T 管不慎脱落，首先应平卧，妥善保护引流口，密切观察是否出现发热、腹痛等症状。注意引流口周围是否有大量胆汁性物质渗出，同时立即与医生联系。脱落的 T 管应妥善保存，并在下次复查时一起带来。

案例六、肝移植术后化疗患者的护理

患者，男性，42 岁，主因肝移植术后一月余，为行化疗入院。查体：T 36.3℃，P 70 次/分，R 20 次/分，BP 130/70mmHg。腹部有一"人"字形切口瘢痕，切口愈合好，右侧腹部留置 T 管肝素帽封闭。患者于入院第三天行氟尿嘧啶泵入化疗。入院后 7 天化疗完毕，患者出院。

【问题】

（1）进行化疗的禁忌证是哪些？

（2）化疗后的并发症有哪些？护士应采取哪些护理手段？

（3）如输注化疗药过程中出现外渗，护士可采取哪些措施？

（4）化疗后患者出现静脉炎，护士应如何处理？

【解答】

（1）严格掌握化疗的禁忌证，对于不适宜化疗的患者应选择其他治疗方法，以避免机体受到损伤。化疗的禁忌证如下：

1）白细胞总数低于 $4.0 \times 10^9/L$ 或血小板计数低于 $80 \times 10^9/L$ 者或严重贫血未被纠正者。

2）一般状况衰竭者（KPS 评分＜50 分），或有衰竭、高热、严重恶病质状态者。

3）肝肾功能异常者。

4）心脏病、心功能障碍者。

5）有严重感染的患者。

6）有骨髓转移的患者。

7）肾上腺皮质功能不全者。

8）精神病患者不能合作治疗者。

9）食管、胃肠道有穿孔倾向的患者。

10）妊娠妇女，可先做人工流产或引产。

11）过敏体质患者应慎重，对所有抗癌药过敏者忌用。

12）有心肌病变的患者，应注意尽量不用多柔比星（阿霉素）、柔红霉素及金属类抗癌药。

13）患老年性慢性支气管炎的患者应禁用博来霉素、平阳霉素。

14）以往做过多周期化疗、大面积放疗、高龄、有严重并发症等的患者慎用或不用化疗。

（2）化疗后的并发症有：

1）胃肠道反应：化疗前按医嘱准时、足量给予止吐药，不催促患者进食，以免引起患者的反射性呕吐；及时处理呕吐物，清除口腔内异味，保持病室环境清洁、无异味，减少刺激。饮食中应减少油及纤维素的摄入，嘱患者多饮水，保证每天摄取 3000ml 液体。

2）肾毒性：给予适当水化，碱化尿液。保证每日入量在 4000ml 以上、尿量在 3000ml 以上；尿 pH＞6.5～7.0，使代谢产物及时中和，并从尿中排出。用药过程中应鼓励患者多饮水或静脉补液，使尿量达到每天 2500ml。

3）造血功能障碍：化疗期间应经常检查血常规，如发现白细胞、血小板过低，应给予停药；平时给予保护性隔离，防止交叉感染，保持室内空气清洁，定时室内空气消毒；注意观察有无出血倾向。

（3）化疗药物一旦渗漏，应停止输液，拔除针头，用注射器抽取生理盐水 10ml＋地塞米松 5mg＋利多卡因 2ml（剂量按外渗范围而定），在原针眼处封闭渗漏部位。注意封闭范围大于渗漏范围，然后用 75％酒精湿敷或冰袋冰敷局部 3～12 小时，同时局部涂氟轻松软膏或如意金黄散草药膏，每日 3～5 次。化疗药物外渗后不宜用热敷。或在穿刺部位或隆肿区域的中心点做放射状封闭，并外涂氢化可的松软膏，2～3 次/日，再以 2％～4％碳酸氢钠冷湿敷。

（4）此时应马上停止在此处静脉输液，并做好静脉炎护理，将其危害降到最低限度。可采用硫酸镁湿敷：轻度静脉炎直接用 50％硫酸镁湿敷至痊愈。中度、重度静脉炎用 50％硫酸镁湿敷；同时硫酸镁纱布上置冰敷，时间以患者不感觉局部受冻为度（一般 1～2 小时），防止冻伤，局部涂肝素钠软膏，两者交替使用。

二、肾移植部分

案例一、肾移植患者术后并发症的护理

患者，男性，26 岁，主因发现尿毒症 3 年，拟行同种异体肾移植手术入院。查体：患者神志清、精神差，双下肢水肿（＋＋＋）。测 T 36.7℃，P 88 次/分，R 21 次/分，BP 160/100mmHg。患者于入院后第 4 天行同种异体肾移植手术，术后给予甲泼尼龙静脉点滴、环孢素胶囊口服等常规抗排斥治疗。术后第 1 天 24 小时尿量 11 000ml；术后第 2 天 24 小时尿量 9700ml；术后第 3 天 24 小时尿量 8500ml；术后第 4 天患者出现高热，达 39℃，测 BP 180/110mmHg 移植肾区压痛明显，腹胀，全身出现轻度水肿，尿量 5～10ml/h，尿色呈深褐色。采取护理措施后第 2 天（术后第 6 天），患者出现呼吸急促、心慌，听诊双肺有湿啰音。

【问题】

（1）患者出现双下肢水肿，护士应给予何种护理？

（2）患者出现以上术后第 4 天的情况，护士应采取什么护理措施，观察重点是什么？

（3）患者术后第 6 天突然出现呼吸急促、心慌，听诊双肺有湿啰音时，护士应采取什么措施？

（4）患者被确诊为加速性排斥反应，排斥反应的症状有哪些？

【解答】

（1）准确记录 24 小时出入量。指导患者限制液体摄入量，控制水的入量＜1500 ml/d，并给予低盐（＜2g/d）饮食。每天测量体重，严密观察病情变化，定时测量生命体征及血清电解质。

（2）立即报告医生，严格记录患者出入量，采取相对应的降温方法。观察患者生命体征，尿液的性质、颜色、量。

（3）监测患者生命体征，给予吸氧，减慢输液速度或停止输液，使患者采取半卧位，报告医生准备抢救。

（4）加速性排斥反应的症状有：

1）尿量减少，是最早出现的症状，表现为无其他原因而尿量突然减少原来的 30％以上，对利尿剂反应差或无反应。

2）发热，是早期常见症状，可低热或高热，常在下半夜和凌晨发生，至午后退热，次日又出现，可伴有感冒样全身症状。

3）体重增加，因少尿致水钠潴留所致，严重者可出现明显水肿或腹水。

4）移植肾肿大、胀痛及压痛，表现为移植肾区胀痛、压痛，肾增大、质地变硬。

5）全身不适，肌肉酸痛、关节酸痛，腹胀，食欲差。

6）血压升高，超过 50％的患者出现不同程度血压升高，常与体温升高伴行，对降压药物反应较差。

这些症状可以单独出现或合并出现。

案例二、肾移植患者术前、术后护理

患者，男性，32 岁，因患"慢性肾衰竭（尿毒症期）"拟行同种异体肾移植手术治疗。此患者手术顺利，术后 24

小时尿量为 14 000ml，于术后第 2 天由移植 ICU 病房转入普通病房。于当晚突然出现无尿，患者出现烦躁、大汗，心率增快，血压增高，并伴有低热以及下腹部胀痛等表现。

【问题】

（1）患者术前的常规准备包括哪些内容？

（2）应考虑患者存在哪些情况并如何处理？

（3）更换引流袋如引出大量尿液，还应在哪些方面注意患者的病情变化？

【解答】

（1）肾移植术前准备包括以下内容：

1）完善术前各项检查，如交叉配血、检测各项监测指标、胸片以及 CT 片、心电图等。

2）个人卫生准备：手术范围皮肤准备工作（肾移植手术范围皮肤准备应包括：上起肋弓，下至大腿上 1/3，两侧至腋后线），术前淋浴，手术当晚用消毒液擦身。

3）术前宣教：指导患者学会床上大小便、有效深呼吸及咳嗽，以防止术后尿潴留及肺部感染的发生。同时要求护士应用医学知识提供专业性的指导，耐心解答患者提出的各种问题，做好患者的心理指导。

4）术前准备好术中带药，并结合各中心的免疫抑制治疗方案，做好免疫诱导治疗的准备。

5）术前加一次血液透析。腹膜透析患者，术前应放净腹腔内的透析液，检查透析液从腹腔内放出的情况。

（2）应考虑到患者是否存在导尿管及引流袋梗阻的情况，同时也不排除发生急性排斥反应的可能。另外，应排除急腹症的可能。

1）应仔细监测患者各项生命体征，包括体温、血压、脉搏、血糖、呼吸频率、每小时尿量等。

2）检查导尿管以及引流袋的通畅程度。观察导尿管以及引流袋内是否存在血凝块。必要时及时更换引流袋以及导尿管。

3）及时将患者的病情以及生命体征向主治医生汇报。

（3）应注意放尿的量，避免长时间内大量放尿引起的体内容量改变，从而引起血压变化。

案例三、肾移植患者术后护理

患者，女性，28 岁，为同种异体肾移植术后第 1 天，每小时尿量大于 500ml。

【问题】

（1）患者目前处于肾移植术后哪一期？

（2）术后早期，护理人员应从哪些方面密切关注患者的病情变化？

（3）对伤口及引流液的观察应遵循的原则是什么？

【解答】

（1）患者目前处于多尿期。

（2）应从如下几方面密切关注患者的病情变化：

1）生命体征的观察，包括体温、脉搏、呼吸、血压。

2）术后尿量的观察以及电解质、水的补充。

①保持尿管引流通畅，防止扭曲受压；记录每小时尿量，如出现尿量小于 100ml/h，应及时向主治医师汇报。

②根据每小时尿量及时调整补液量：当排尿量＜200ml/h 时，补液量等于尿量；当排尿量为 200～500ml/h 时，补液量为尿量的 80％；当排尿量＞500ml/h 时，补液量为尿量的 70％。

（3）观察伤口及引流液应遵循以下原则：

1）观察伤口有无红、肿、热、痛及分泌物，根据伤口情况及时换药。

2）观察并记录引流液的色、质、量。若 1 小时内引流出血性液体超过 100ml，提示有活动性出血的可能；若引流出尿液样液体，且引流量超过 100ml/h，提示有尿漏的可能，应及时向主治医师汇报。

案例四、肾移植患者出现急性排斥反应的护理

患者，男性，48 岁，术后 1 周，尿量由 4000ml/d 下降

至 1200ml/d。患者自觉乏力，心悸、胸闷等症状逐渐加重，体温 37.8℃。实验室检查：白细胞 1.50×10^9/L，血小板 46×10^9/L，血红蛋白 67g/L，肌酐 150μmol/L。移植肾超声检查：肾动脉血管阻力 0.85。

【问题】

（1）患者目前首先应考虑的诊断是什么？

（2）为明确诊断，采取何种检查手段？哪种标准对诊断具有帮助？

（3）针对患者目前的临床表现以及实验室检查结果，从护理角度上应注意哪些方面？

（4）患者痊愈出院后，护理人员应在心理、用药以及饮食方面对患者做哪些方面的健康宣教？

【解答】

（1）急性排斥反应。

（2）超声引导下行移植肾穿刺病理检查，根据移植肾活检 Banff 标准进行诊断。

（3）根据患者目前的情况，护理应注意以下内容：

1）加强消毒隔离工作，同时加强口腔护理、皮肤护理，预防感染的发生。

2）做好患者的心理护理，解释发生移植肾排斥反应的原因、药物治疗的效果、预防感染的重要性，消除其紧张、恐惧的心理，使其配合治疗与护理并增强信心。

3）正确、及时执行抗排斥治疗，按医嘱合理安排使用抗排斥药物的时间。

4）正确记录 24 小时尿量，根据每 2 小时尿量计算患者摄入的水分，保持进出平衡，防止发生水肿、心力衰竭及急性肺水肿。

（4）心理指导应包括如下几方面：

1）指导患者正确认识疾病，告知患者肾移植术后 6 个月可从事正常社交、轻度娱乐活动，可重新恢复原来的工作。

2）合理安排作息制度，劳逸结合。可进行适当的户外活动，但不可劳累过度。注意保护移植器官，防止外来损伤。

3）告诉患者长期服用免疫抑制剂的重要性，注意发生慢性排斥反应的临床表现。

用药指导应包括如下几方面：

1）指导患者正确、准时服用各种药物，并强调按时服药的重要性。

2）讲解并指导患者学会观察各种药物的不良反应。

饮食指导应包括如下几方面：

1）饮食分类：①蛋白质类：一般进食蛋白质量为 $1.2\sim1.5 g/(kg \cdot d)$。②维生素类：多食用蔬菜及水果，可促进伤口愈合并且对环孢素引起的齿龈肿胀、牙龈出血、口腔溃疡有预防和治疗的作用。③糖类：糖皮质激素可使胃酸及胃蛋白酶分泌增多，提高食欲，促进消化吸收及糖的产生，抑制葡萄糖的分解，使血糖增高。

2）饮食卫生：①不吃不洁食物及生拌菜肴，从冰箱内取出的熟食或隔日、隔餐的饭菜需煮沸或微波炉加热杀菌后再食用。②水果中的杨梅、草莓不易彻底洗净且不能削皮，应劝阻患者食用。如想食用，可做成果酱。③葡萄可以影响细胞色素 P450 酶系，从而影响环孢素代谢，易发生药物中毒，故禁止使用。④禁止服用增加免疫抑制功能的滋补品，如人参或人参制品。

三、胰肾联合移植

案例一、糖尿病患者并发症的护理

患者，男性，58 岁，糖尿病病史 12 年，因四肢及颜面水肿、血压高、恶心和呕吐入院。入院后查血肌酐 $900 \mu mol/L$，行血液透析治疗。透析后患者食欲减退，当晚出现嗜睡、幻觉，呼之不应。实验室检查血糖 39.4mmol/L。

【问题】

(1) 糖尿病的急慢性并发症有哪些？上述患者出现了哪种并发症？

(2) 护士应重点观察什么？

(3) 患者出院时应给予什么健康指导？

【解答】

(1) 糖尿病的急性并发症包括：糖尿病酮症酸中毒、高渗性非酮症糖尿病昏迷、感染。糖尿病的慢性并发症包括：心血管病变、肾病变、神经病变、眼部病变、糖尿病足。

该患者属于糖尿病合并终末期肾病，并且出现了急性并发症中的高渗性非酮症糖尿病昏迷。

(2) 严密监测生命体征，观察和记录患者神志、瞳孔、呼吸、血压、脉搏、心率及 24 小时液体出入量等变化。监测并记录血糖、尿糖、血酮、尿酮水平以及动脉血气分析和电解质变化，注意有无水、电解质及酸碱平衡紊乱。患者绝对卧床休息，注意保暖，预防压疮和继发感染。

(3) 出院健康指导包括以下内容：

1) 指导患者提高自我监测和自我护理的能力，了解饮食治疗在控制病情、防止并发症中的重要作用，掌握体育锻炼的具体方法及注意事项，生活规律，了解情绪、精神压力对疾病的影响，并指导其正确处理疾病所致的生活压力。

2) 帮助糖尿病患者家属了解有关糖尿病的知识。

3) 指导患者定期复查。

4) 教导患者外出时随身携带识别卡。

案例二、胰肾联合移植患者的引流护理

患者，男性，46 岁，胰肾联合移植术后 10 天。术后 5 天血尿消失，血肌酐及血淀粉酶恢复正常水平。前日活动后出现血尿，持续 2 天。

【问题】

(1) 肠道引流（ED）术式的定义是什么？ED 术后最易

出现的并发症是什么？

（2）膀胱引流（BD）术式的定义是什么？BD术后常见的并发症是什么？

（3）护士应给予什么护理措施？

【解答】

（1）肠道引流是指胰腺移植时将供体十二指肠与受体小肠进行吻合，移植胰腺的胰液分泌后进入受体肠道。ED术后最易出现肠瘘及严重腹腔感染。

（2）膀胱引流是指将外分泌引流通过供者的十二指肠与受者膀胱吻合来实现，通过尿路引流，酶被引流进入膀胱并随尿液排出。

BD术常见的并发症为血尿。BD术易引起的远期并发症有：①胰液经尿道排出，大量碳酸氢盐丢失，可引起慢性代谢性酸中毒；②由于尿液碱化，极易并发慢性尿道感染，导致尿道狭窄；③移植物所附带的十二指肠内产生肠激酶和尿道感染时，某些细菌产生的酶有时可激活胰酶，引发移植胰腺反流性胰腺炎、出血性膀胱炎等。

（3）该患者是BD术后患者，出现了血尿并发症。护士应给予的护理措施包括：

1）全身护理：胰肾联合移植术后，均常规应用抗凝剂来纠正术后的高凝状态。对于出现血尿的患者，应停止抗凝及抗血小板治疗，应用止血药来纠正凝血系统障碍。患者严格卧床休息，静脉补充液体以保持尿量，并且注意观察生命体征的变化。同时注意观察双下肢动、静脉血运情况，防止血栓形成。鼓励患者多饮水，每小时监测尿pH，使尿液pH保持在7左右。

2）保持尿管通畅：留置尿管引留尿液，每小时甚至更短时间间隔挤捏尿管，保持尿管通畅，避免引流出血凝块堵塞尿管而引起反流性胰腺炎。一旦发生血凝块堵塞尿管，立即用无菌注射器抽无菌生理盐水反复通尿管（盐水从尿管打进去，再抽出来，直至尿管通畅为止），冲洗尿管时压力不可过大。遵医嘱持续膀胱冲洗。同时须注意无菌操作，以防止由此而造成的感染。

案例三、胰肾联合移植术后患者发生胰腺炎时的护理

患者，女性，55 岁，胰肾联合移植后 5 天，腹痛渐进性加重 2 小时，伴腹胀、恶心、呕吐，体温 38.8℃。

【问题】

（1）胰腺移植术后急性胰腺炎的临床表现有哪些？

（2）护士应观察什么？

（3）护士应给予什么护理措施？

【解答】

（1）膀胱引流术后多种因素可致移植胰腺发生急性胰腺炎，出现胰瘘、十二指肠瘘，影响移植器官的功能。

急性胰腺炎表现为：①腹痛：在上腹正中或偏左呈持续性、刀割样剧痛；②恶心、呕吐、腹胀；③腹膜炎体征：压痛、反跳痛、肌紧张；④发热；⑤水、电解质紊乱；⑥休克；⑦皮下出血；⑧黄疸；⑨血糖升高。

（2）护士应严密观察病情，如发现患者精神萎靡不振、皮肤湿冷、面色苍白、脉搏细速、血压下降、发热、血淀粉酶增高，以及胰腺移植部位持续性疼痛或下腹痛，阵发性加剧，查体胰腺移植区有明显压痛、反跳痛，胰周引流液淀粉酶明显增高，腹腔引流液每天增加超过 250ml，提示有发生急性胰腺炎的可能。此时应立即汇报医生，并备好抢救药品，及时对症处理。对于出现了胰腺炎的患者，需密切观察意识、面色、体温、皮温等情况，监测血压、心率、血氧饱和度变化，准确记录 24 小时出入量和水、电解质失衡状况。注意观察腹痛的性质、范围、持续时间，腹胀情况及腹部体征变化。

（3）止痛是治疗急性胰腺炎的重要措施。剧痛能产生或加重休克，并使胰液分泌增加，腹痛严重时可肌内注射止痛药物，以缓解症状；恶心、呕吐由麻痹性肠梗阻、胃刺激引起，应给予胃肠减压，必要时给予止吐处理；体温超过

38.5℃时予以物理或药物降温。急性胰腺炎发病时，及时应
用抑酶剂非常重要，因此医生医嘱开出后应按时、按量立即
给予，必要时使用微量泵或可调节性输液器，以严格控制单
位时间内的药物摄入量，以达到治疗的目的。同时细心观察
病情，耐心给予心理疏导，这对患者的康复亦至关重要。

案例四、胰肾联合移植术后患者发生排斥反应的护理

患者，男性，46 岁，胰肾联合移植术后 13 天，晨起低
热 2 天。今日体温逐渐升高至 38.3℃，伴食欲减退，停止排
气、排便 1 天。

【问题】

(1) 胰腺移植排斥反应的表现有哪些?

(2) 护士应观察什么?

(3) 护士应给予什么护理措施?

【解答】

(1) 胰腺移植排斥反应可表现为移植区疼痛、血清淀粉
酶或脂肪酶升高（若为膀胱引流，则尿胰酶降低）、高血糖
（胰岛细胞破坏后的晚期表现，通常是不可逆的）。

(2) 护士应观察以下内容:

1) 移植肾功能的监测: 肾排斥时血肌酐值升高比胰排
斥时血糖升高要提前几天出现，同一供体的肾移植后监测可
以作为观察胰腺排斥反应的窗口。护士应监测血清肌酐值的
变化。同时，尿量是观察移植肾存活最直接的指标。如果尿
量突然减至移植术后的 1/2，应报告医生采取相应措施；若
减至原来的 1/3，应警惕排斥反应的发生。

2) 移植胰功能的监测: 胰腺发生排斥时主要表现为胰
腺内、外分泌部受损，可通过监测尿 pH、尿淀粉酶和血糖
水平做出诊断。移植胰腺功能正常时，尿淀粉酶为 10 000～
100 000U/L；但因为尿淀粉酶值可受尿量的影响，最好测定
每小时尿淀粉酶值，正常为 1000～8000U/h。胰腺外分泌液
中含大量碳酸氢钠，所以正常尿 pH>7，一旦尿 pH<7，应

即刻送检尿标本测尿淀粉酶。如果尿淀粉酶减少，即使未见血糖升高，也应考虑发生排斥反应，需行抗排斥治疗。

（3）护士应给予以下护理措施：

1）预防感染：感染易诱发急性排斥反应，护士要严格做好消毒隔离工作，防止感染。病室内每日空气消毒，每日用消毒液对病室物体表面擦拭消毒；做好口腔、会阴护理，预防口腔、泌尿系感染；做好皮肤护理，按时翻身，勤换衣裤，保持皮肤完整、清洁；做好保护性隔离，在治疗、护理操作过程中严格遵守无菌操作规程。

2）观察尿液改变：准确记录 24 小时出入量，定时测量尿比重、尿 pH，观察尿液颜色，加强尿管护理，保持尿管通畅，行膀胱冲洗以预防感染。

3）甲泼尼龙冲击治疗的护理：甲泼尼龙为皮质激素类药物，主要对 T 细胞和巨噬细胞起作用，术后发生急性排斥反应时常用甲泼尼龙进行冲击治疗。其主要不良反应是可诱发感染和应激性溃疡等，因此在护理过程中密切观察患者的全身状况，有无慢性感染病灶、消化道溃疡出血等，注意指（趾）间隙、耳鼻喉通道处、牙龈、肛周等有无异常。

四、心脏移植部分

案例一、心脏移植患者的术前护理

患者，男性，42 岁，扩张型心肌病 6 年。因近一个月不能平卧、憋气严重在外院治疗，为进一步治疗入院。患者体重 75kg，身高 170cm，血型"A"型。

【问题】

（1）该患者需要的供体条件是什么？

（2）护士应施行哪些护理措施？

【解答】

（1）患者需要的供体条件是：

1）确诊为脑死亡，并且家属同意捐献脏器。

2）脑死亡原因明确，无影响移植后果的全身性疾病。

3）男性，40 岁以下。

4）身高 170cm×（1±20％），体重 75kg×（1±20％）。

5）血型"A"型，淋巴毒试验相符。

6）心脏经各种检查证实健康、正常。

7）排除各种可能潜在的传染性疾病。

8）确定有无心肺复苏过程。若有，了解心肺复苏的处理过程，心脏停搏和低血压持续时间，心脏按压、电除颤等。

9）正性肌力药物用量不大，时间不长。

10）血氧饱和度、pH、电解质在正常范围。

11）预计供心可以在总缺血时间允许范围内完成移植全过程（包括切取、运输和移植）。

（2）护理措施包括：

1）给予患者吸氧、心电监测，建立中心静脉通路。

2）严格遵医嘱给予强心、利尿、扩血管治疗，保证血管活性药物的顺利输入。强心药物以地高辛、多巴胺、肾上腺素为常用。应用口服利尿药效果差时，可应用静脉利尿药，亦可与白蛋白合用。扩血管治疗以 ACEI 类、钙离子拮抗剂口服为首选，效果差时加用硝普钠、酚妥拉明静脉用药。

3）限制液体入量，准确记录出入量。

4）遵医嘱每日定时测量中心静脉压（CVP）。

5）完善术前各项检查和术前准备工作，了解检查结果。

6）条件允许情况下鼓励患者正常饮食，多下床活动，不宜长久卧床，谨防感冒。

7）对于术前的有创管路，应保持清洁干燥，严格无菌操作，避免感染。必要时遵医嘱加用抗生素。

8）密切观察病情变化，尤其是肝肾功能，如有异常，应积极对症处理。

（9）术前应做好受者的心理护理，及时与患者和家属进行沟通，使其配合围术期及远期的治疗。

10）等待供心期间，必要时考虑应用主动脉气囊泵（IABP）、体外膜肺氧和（ECMO）或心室辅助等治疗。掌握相应的护理知识，做好护理。

案例二、心脏移植术后并发症的护理（一）

患者，女性，56岁，心脏移植术后12小时。心电监护显示心率140次/分，血压 80/60mmHg，CVP 19 mmHg；引流量20 ml/h，为鲜红色血性液体；尿量20 ml/h。四肢末梢微凉。

【问题】

（1）患者可能出现什么并发症？

（2）此时护士应重点观察什么？

（3）采取何种护理措施？

【解答】

（1）心脏（移植物）功能低下、低心排血量。

（2）严密观察患者的生命体征变化，观察患者的尿量和末梢循环情况。

（3）护理措施包括：

1）遵医嘱泵入强心、利尿药物，确保液路通畅，保证输液顺利进行。例如：多巴胺 $3\sim8\mu g/(kg \cdot h)$ 泵入，肾上腺素 $0.02\sim0.2\mu g/(kg \cdot h)$ 泵入；呋塞米 200mg/50ml 泵入，依尿量调节，或大剂量呋塞米冲击治疗应用利尿合剂及白蛋白。

2）降肺动脉压，遵医嘱给予前列腺素（PGE1）$3\sim10\mu g/(kg \cdot h)$ 泵入。

3）遵医嘱应用心肌营养药物　护心通（每瓶1g）每次1g，每日 $1\sim2$ 次，在 $30\sim45$ 分钟内静脉滴注。

4）量出为入，限制入液量，使体内液体每日呈负平衡。准确记录出入量，尤其要观察尿量变化。

5）了解每日超声心动图（UCG）检查的结果，如三尖瓣反流情况。

6）准确记录生命体征及尿量情况，为医生提供准确的数据。必要时加用超滤，减轻容量负荷，严重时应用右心辅助设备。

案例三、心脏移植术后并发症的护理（二）

患者，男性，36 岁，心脏移植术后 5 日。已下地活动，进食尚可。晨起后感胸闷、气促及周身不适，低热 37.5℃，四肢末梢凉。UCG 提示：轻度三尖瓣关闭不全，心包中-大量积液。心率 120 次/分，血压 100/70mmHg，CVP 17mmHg。

【问题】

（1）患者出现了什么并发症？

（2）患者出现该并发症时有哪些临床表现？

（3）此时的护理重点有哪些？

【解答】

（1）心脏移植术后的急性排斥反应。

（2）急性排斥反应的临床表现有：

1）不明原因低热、周身不适、食欲不佳、活动能力下降等自觉症状。

2）颈静脉怒张、下肢水肿、尿量减少，听诊出现舒张期奔马律等体征。

（3）护理重点包括：

1）严密监测生命体征及病情的变化。

2）遵医嘱给予甲泼尼龙冲击治疗：甲泼尼龙 1000mg/0.9% 生理盐水 500ml，静脉点滴，连续 3 天。冲击后恢复泼尼松口服 1mg/（kg·d），逐日递减，加大 CsA 用量，C_0 控制在 400ng/ml 以上。甲泼尼龙冲击治疗效果不佳时，应考虑加用 ATG 或 ALG 或 OKT3。

（3）配合医生进行心包穿刺引流，留置引流管，并观察引流液的性质和量，做好记录。

（4）根据医嘱进行对症处理。

案例四、心脏移植术后并发症的护理（三）

患者，男性，51 岁。心脏移植术后 3 年，坚持服用 CsA 和 MMF 治疗。近几日自觉活动后乏力、胸闷，晨起双下肢轻度水肿，来院就诊。

【问题】

（1）根据患者的临床表现，考虑为何种情况？

（2）患者应行何种检查？

（3）护士应为患者做哪些宣教？

【解答】

1. 考虑患者是否发生慢性排斥反应。

2. 患者应接受以下检查：

1）监测 CsA 的血药浓度，包括 C_0、C_2。

2）血常规及生化全套检查。

3）超声心动图检查。

4）必要时，行心肌活检检查。

3. 护士宣教的内容包括：

1）告知患者术后 3 个月、半年、9 个月、一年及远期每半年应到医院体检一次。检查项目包括血常规、生化全项、CsA 浓度（C_0 和 C_2）、心电图及心肌内心电图、超声心动图（心内结构、心功能及左室等容舒张时间），以便医生了解病情，调整用药及进行有针对性的治疗。

2）为患者做好药物宣教，告知药物的副作用及不良反应，不能随意减药或停药，使患者学会观察用药后的反应。

3）告知患者如果出现不明原因的乏力、周身不适、食欲缺乏、活动后心悸、气短，应高度警惕排斥反应的发生，及时来医院就诊，不可延误。

4）居住的环境应清洁，保持室内的空气流通，预防感冒。

5）适当活动，避免劳累。

案例五、心脏移植术后并发症的护理（四）

患者，男性，48 岁，心脏移植术后 8 年，坚持服用 CsA 和 MMF 治疗。近日出现活动后心前区疼痛，休息可缓解，偶感乏力，来医院就诊。

【问题】

（1）根据患者的临床表现，考虑为何种情况？

（2）患者应行何种检查？

（3）出现该情况的原因是什么？

【解答】

1. 考虑为心脏移植远期并发症：移植心脏冠状动脉病变。

2. 患者应接受以下检查：

1）CsA 浓度测定。

2）血常规、生化全套检查。

3）心脏螺旋 CT 检查。

4）冠状动脉造影。

3. 目前认为移植物冠状血管病可能的发病机制包括免疫学因素和非免疫学因素两方面。一方面是免疫反应，且细胞免疫和体液免疫都参与血管内膜的损伤过程，引起移植物冠状血管病。国外较多研究认为，免疫学因素和抗排斥反应药物的应用是移植物冠状血管病发病的重要因素。另一方面是非免疫学因素，如供心缺血性损伤、高浓度钾离子对冠状血管内皮具有损害作用等。故移植物冠状血管病可能是各种原因造成血管内膜损害后机体愈合反应的结果。

五、造血干细胞移植部分

案例一、造血干细胞移植患者口腔黏膜炎的护理

患者，女性，35 岁，确诊"骨髓增生异常综合征一年

余，拟行弟供姐人类白细胞抗原（HLA）3/6 相合异基因造血干细胞移植术"。给予改良白消安（白舒菲）/环磷酰胺＋抗人胸腺细胞免疫球蛋白（Bu/CY＋ATG）预处理方案后，于输注造血干细胞第一天（01 天）输入骨髓血 858ml，输注造血干细胞第二天（02 天）输入外周血造血干细胞 245ml。于移植术后＋40 天出现低热，体温最高达 374℃，同时伴有口腔溃疡Ⅲ级并疼痛Ⅰ级，进食后疼痛加重。＋43 天口腔溃疡达Ⅳ级，疼痛Ⅱ级，表面覆盖白膜。

【问题】

（1）造血干细胞移植分为几类？

（2）口腔黏膜炎的分级标准是什么？

（3）口腔黏膜溃疡护理包括哪些？

（4）口腔溃疡药物治疗包括哪些？药理作用是什么？应如何应用？

（5）口腔溃疡饮食护理包括哪些？

【解答】

（1）造血干细胞移植分为骨髓移植、外周血造血干细胞移植、脐带血造血干细胞移植。

（2）根据世界卫生组织（WHO）的标准，将口腔黏膜炎分为 0～Ⅳ级：①0 级：口腔黏膜无异常。②Ⅰ级：口腔黏膜有 1～2 个＜1.0cm 的溃疡。③Ⅱ级：口腔黏膜有 1 个＞1.0cm 的溃疡和数个小溃疡。④Ⅲ级：口腔黏膜有 2 个＞1.0cm 的溃疡和数个小溃疡。⑤Ⅳ级：有 2 个以上＞1.0cm 的溃疡或（和）融合溃疡。

（3）口腔黏膜炎的护理包括：

1）每日观察口腔溃疡面积、黏膜分泌物并记录。

2）每日三餐后给予口腔护理，并于餐后 1～2 分钟内及时漱口，减少食物残渣在口腔内停留时间。

3）教会患者含漱漱口液的方法：每次含漱时，使药液充分与舌下、颊部、咽部接触，并含漱 1～2 分钟，再吐出。

4）口腔局部上药，动作轻柔，避免损伤口腔黏膜。

5）常规漱口液包括抗真菌碳酸氢钠和抗细菌复方氯己定漱口液，交替漱口。

6）口腔溃疡疼痛严重时，用生理盐水 200ml 加入 2% 普鲁卡因 4ml 漱口，以减轻疼痛。

7）口腔分泌物培养为真菌时，在复方碘甘油制剂中加入制霉菌素制剂，每 3 小时涂抹患处一次。

（4）口腔药物治疗包括碘甘油、制霉菌素、复方氯己定含漱液（口泰）、碳酸氢钠漱口液。碘甘油具有防腐、收敛及轻微腐蚀作用；制霉菌素为多肽烯类抗真菌药，具有广谱抗真菌作用；复方氯己定含漱液为抗菌药，具有抗厌氧菌作用；碳酸氢钠为碱性药剂，可改变口腔 pH，用于口腔真菌预防和治疗。口腔真菌感染时，选用复方碘甘油制剂，将 10 片制霉菌素研碎，加入 10ml 碘甘油中，混匀涂抹于患处。

（5）口腔溃疡时的饮食护理包括：

1）鼓励患者进食易消化、高蛋白质（牛奶，鸡蛋、鹌鹑蛋、鱼、虾、鸡肉、鸭肉）、高维生素（水果、蔬菜）、高热量（白米饭、全麦面包、米粉）的饮食，但要忌食油炸食品，因不易消化。

2）忌食辛辣、刺激性的食物。

3）进餐时，食物温度适宜，以免加重口腔溃疡的疼痛。

4）指导家属为患者安排好饮食，烹制饮食干净、卫生。口腔溃疡时影响了正常进餐，可少食多餐，在两顿正餐间加餐一次。

5）进食前给予普鲁卡因漱口液漱口，减轻进餐时引起的疼痛。

案例二、造血干细胞移植患者皮肤损害的护理

患儿，男，6 岁，确诊为急性重型再生障碍性贫血，拟行父供子人类白细胞抗原（HLA）4/6 单倍体造血干细胞移植术。术后＋7 天，血象示 WBC $0.04 \times 10^9/L$，HGB

71.5g/L，PLT 11.5×10⁹/L；+8 天，双侧足背及手背出现少量的红色皮疹；+11 天，患儿四肢、背部皮肤皮疹范围扩大，占体表面积的 50%，并伴有轻度脱屑；+14 天，白细胞已植活；+32 天，患者全身皮肤脱屑、瘙痒、有触痛，且四肢、阴囊出现破溃，无渗液。

【问题】

（1）患者出现的皮肤损害是造血干细胞移植术后何种并发症？+32 天出现的皮损属于几度？

（2）急性移植物抗宿主病皮肤损害分为几级？具体表现是什么？

（3）根据此病例，患者的皮肤护理包括哪些？

【解答】

（1）此患者出现的皮肤损害是造血干细胞移植术后急性移植物抗宿主病（aGVHD）。+32 天出现的皮损属于Ⅱ度损害。

（2）急性移植物抗宿主病皮肤损害分为五度：①0 度：无丘疹；②Ⅰ度：斑丘疹小于 25% 体表面积；③Ⅱ度：斑丘疹达到 25%～50% 体表面积；④Ⅲ度：全身性红皮病；⑤Ⅳ度：全身性红皮病，有水疱和表皮脱屑。

（3）皮肤护理包括：

1）告知患儿及看护人皮疹瘙痒时不要抓挠。

2）密切观察患儿皮肤进展情况，每班次做好皮肤评估。

3）患儿白细胞处于"零"期时，防止皮肤感染，每日更换无菌床单位，保持皮肤清洁、干燥。

4）每日给予 0.5‰氯己定溶液皮肤擦浴。

5）严格无菌操作，给予 0.5%聚维酮碘无菌棉球消毒破溃处皮肤 3 遍；用 0.5%聚维酮碘油纱布湿敷，每天 3 次。

6）每次换药时不将前一次换药时已贴敷在表皮的油纱布撕脱，以免造成新的创面。但要用无菌剪将已经脱离表皮的油纱布清理掉，再覆盖新油纱布。

7）每 2 小时为患儿翻身一次，动作轻柔，戴无菌手套。

为预防加重损伤患儿皮肤，暂不穿衣裤。

8）同时使用床架将盖被支起，减少与皮肤的摩擦。

9）当白细胞计数低于 $1.0\times10^9/L$ 时，工作人员穿隔离衣、更换拖鞋进入病室，病房门口放置除尘垫。

案例三、造血干细胞移植患者出血性膀胱炎的护理

患者，女性，23 岁，确诊急性 B 淋巴细胞白血病八月余，行妹供姐人类白细胞抗原（HLA）3/6 相合异基因造血干细胞移植术。给予改良白消安（白舒菲）/环磷酰胺＋抗人胸腺细胞免疫球蛋白（Bu/CTX＋ATG）预处理方案后，于输注造血干细胞第一天（01 天）回输骨髓血 843ml，输注造血干细胞第二天（02 天）回输供者外周血造血干细胞202ml。术后＋15 天患者出现出血性膀胱炎，主诉尿频，每 10～20 分钟排尿 1 次，夜间无法入睡，尿急、尿痛，间断排尿困难。血常规检查显示：WBC $2.4\times10^9/L$，HGB 88.5g/L，PLT $44.9\times10^9/L$。

【问题】

（1）出血性膀胱炎的临床表现是什么？

（2）出血性膀胱炎根据血尿程度分为几级？判断标准是什么？

（3）出血性膀胱炎的护理措施是什么？

（4）出血性膀胱炎的消毒隔离措施包括哪些？

【解答】

（1）出血性膀胱炎（HC）的临床表现是：

1）膀胱刺激症状：尿频、尿急、尿痛。

2）轻者镜下血尿，重者肉眼血尿。

3）血块阻塞尿道出现排尿困难、尿潴留、肾盂积水，下腹部疼痛。

4）根据临床症状将 HC 分为三度：①Ⅰ度：排尿时疼痛。②Ⅱ度：尿频，每小时多次。③Ⅲ度：需要输血和血小板支持。

（2）出血性膀胱炎根据血尿程度分为五级：①0 级：无血尿。②Ⅰ极：每高倍镜视野＞50 个红细胞。③Ⅱ级：肉眼血尿。④Ⅲ级：肉眼血尿伴血块。⑤Ⅳ级：肉眼血尿伴血块，阻塞尿道，血中肌酐上升。

（3）出血性膀胱炎的护理措施包括：

1）每日观察和准确记录尿液的颜色、性质及量，防止发生水、电解质紊乱，询问患者有无尿频、尿急症状。判断不同时期的 HC。

2）遵医嘱输注血小板：①当血小板＜ 20×10^9／L 及出血严重时，尽快输注血小板，以患者能耐受的最快速度输注，一般每分钟 80～100 滴。②同时输几种成分血液制品时，先输血小板；如果患者必须在输注血小板的同时还要输注其他液体，则另外开放静脉。③血小板分离后如不能及时输注，应在血库 22 ℃振荡器上保存，不能冷藏；同时在任何时候都不能剧烈震荡，以免引起血小板不可逆的聚集或破坏。④血小板输注前应行 γ 射线照射（15～30Gy），以预防输血相关性移植物抗宿主病。⑤血小板输注前要缓慢摇动血袋，注意检查血袋有无聚集的颗粒，并将颗粒轻轻摇开，以保证血小板的质量。

3）鼓励患者多饮水，每天 2000～3000ml，促进膀胱内毒素排出。

4）化疗期间，液体 24 小时匀速输入，以避免泌尿系统上皮细胞不能充分水化，引起泌尿系统的损伤。

5）按照一定的时间间隔准确输注碳酸氢钠，以充分碱化尿液，保护膀胱黏膜。

（4）出血性膀胱炎的消毒隔离措施包括：

1）先护理未感染的患者，再护理已感染的患者，严格手消毒。

2）准备消毒的腿套。进入病室时，在门口先穿好腿套，再穿隔离衣，戴手套操作。出病室时，先脱手套、隔离衣，再脱腿套，脱下的腿套放入黄色垃圾袋中，集中处理。

3）患者居住的房间门上有"出血性膀胱炎"的标志，室内仪器及物品专人专用，避免与他人混用，防止交叉感染。

4）患者用后的所有物品需要先放入 2‰含氯消毒液中浸泡 30 分钟，消毒后方可拿出病室。浸泡物品的消毒桶需有标志。

5）在患者病室门口地面上放置 2‰含氯消毒液脚垫，每 4 小时更换。浸泡脚垫的消毒桶需有标志，以免与浸泡物品的消毒桶混淆。

6）房间地面及墙壁的消毒由护士完成，避免感染源经保洁人员向其他患者房间播散。

7）室内垃圾属于感染性废弃物，需套双层黄色垃圾袋后方可拿出，同医院的医疗垃圾一起焚毁。

8）患者出病室后，房间进行终末消毒。先使用 2‰含氯消毒剂擦拭第一遍，再应用 0.5％氯己定液擦拭第二遍，之后用等离子空气消毒机进行层流室的密闭消毒。

案例四、并发弥散性血管内凝血患者行造血干细胞移植的护理

患者，女性，20 岁，确诊为急性早幼粒细胞白血病，为拟行半相合造血干细胞移植术收入院。入院前查体：低热、乏力，双臂肘内侧均见 10cm×15cm 大片瘀斑，舌上及两侧颊黏膜有散在陈旧性小血疱；肛周 1 点处有一外痔，无触痛。凝血分析显示：PT 20.2s，APTT 25.7s，FIB－C 119.665mg/dl，FDP＞20μg/ml，D－Dimer7107.9ng/ml。血分析显示：WBC 3.95×10^9/L，HGB 81.8g/L，PLT 17.5×10^9/L。患者预处理方案为阿糖胞苷＋白消安（白舒菲）＋氟达拉滨。于 01 天（输注造血干细胞的第一天）和 02 天（输注造血干细胞的第二天）分别输注骨髓干细胞和外周血干细胞。＋1 天、＋3 天、＋5 天、＋11 天分别输注小剂量甲氨蝶呤（MTX），预防移植物抗宿主病（GVHD）。－10

天（干细胞回输前 10 天）骶尾部出现一个 3cm×3cm 的血肿；＋10 天出现肺部感染，咳嗽、咳痰；＋11 天弥散性血管内凝血（DIC）表现再次加重，出现消化道出血；＋14 天白细胞植活；＋20 天出层流室。

【问题】

（1）患者输血护理包括哪些？

（2）患者 DIC 消化道出血应如何护理？

（3）患者骶尾部血肿应如何护理？

（4）患者肺部感染应如何护理？

【解答】

（1）患者由于原发病合并 DIC，大量消耗凝血因子，随时危及生命，周密安排好输血工作是至关重要的。加强与血库和主管医生的联系，安排好输血顺序和输血通路。需输注多种血制品，如血浆、红细胞、血小板时，与主管医生共同安排好血制品输注的先后顺序，取血前与血库联系，不要同时将多种血制品取回病房，要即时输入，尤其是血小板，不要提前取回，以防止血小板聚集。患者输液途径为外周静脉留置针时，输血前一定要确保管路的通畅与安全，严防血制品外渗。

（2）对患者 DIC 消化道出血的护理包括：

1）观察生命体征，持续心电监护。每 15 分钟至 30 分钟记录生命体征，每小时记录出入量 1 次。为保证饮水量的精确，可用注射器为患者计量。专人守护，观察患者呕血、便血的先兆，准确记录呕吐物及大便的性状，以判断是否再出血。患者反复呕血、黑便，颜色由暗黑转为暗红，呕吐物转为鲜红色，血压、脉搏不稳定，皆提示有再出血的可能。患者的呕吐物及排便均放入白色透明的塑料带内，以便观察其性状，并用弹簧秤称重。卧床时取平卧位，头偏一侧，防止窒息。

2）饮食护理：严格做好患者的饮食护理是减少再次出血的关键。急性大出血时遵医嘱禁食，出血停止后 2～3 天给予流质饮食，病情稳定后再逐步过渡到半流质饮食、软食。患者少量多餐，进食时细嚼慢咽。同时向家属做好健康宣教，指导家属合理为患者准备膳食，在烹制食物时避免粗纤维食物，例如芹菜、韭菜、蔬菜的根茎。饭菜在烹制前剁细，易于患者消化，保护胃黏膜。每餐前护士检查饭菜是否符合要求。呕吐后马上用温开水漱口，清除口腔异味。每日在三餐后和晚睡前给予复方氯己定和5％碳酸氢钠交替含漱。

（3）患者在-10天骶尾部出现3cm×3cm的血肿，给予24小时内冰袋冷敷治疗，减轻局部充血和出血。在用冰袋时不直接贴于血肿处的皮肤，而用毛巾包裹一层，以免形成局部皮肤的冻伤；同时血肿处覆盖保护膜敷料，防止皮肤破溃；调整床垫的软硬度，垫双层棉褥；协助患者侧卧位时采用提单式手法，不要直接用双手搬动患者。在患者腰部垫一大单，借助拉动大单的力量调整患者卧位，避免患处局部挫伤和受压。

（4）对患者肺部感染的护理措施包括：

1）做好空气消毒，加强层流设备的管理。护理人员严格遵循无菌操作技术，做好保护性隔离。集中安排人员进入层流室给予治疗和护理，限制医护人员进入层流室的人次；根据护理操作调整层流室风机净化的档位（低、中、高档）。低档用于工作人员结束在层流室内的操作护理时，以减少噪音，保证患者休息与睡眠。当1名工作人员进入层流室进行操作时，需将层流风速调至中档。在为患者更换床单位时，为减少尘埃滞留的时间，有2名工作人员需在层流室配合工作时，将风速调至高档。避免影响空气洁净度的各种因素，提高医务人员手消毒意识，进入病区内严格执行洗手"六步"法；每月做空气培养。

2）加强口咽部的清洁。口咽部的微生物迅速繁殖，易发生口咽部感染，口咽部细菌下移，是引起肺部感染的原因之一。复方氯己定和5％碳酸氢钠作为口腔护理溶液，分别具有抗细菌和改变口腔 pH 预防真菌生长的作用。每日用复方氯己定和 5%碳酸氢钠为患者做口腔护理 3 次，并在三餐间交替漱口。指导患者正确的漱口方法，每次将漱口液在口腔内含漱 1～2 分钟后再吐出，使药液充分作用于口腔；每次咯血、咳痰后及时用口腔护理液漱口，清除口腔内的积血。

3）氧疗护理。每日更换一次性吸氧管路，每日更换湿化瓶内的灭菌注射用水。24 小时内临时停氧时，氧气管路用灭菌口袋装好，避免氧气管路随意放置患者床单位上，污染吸氧管。遵医嘱合理安排输液顺序，调整输液速度，观察是否咳血性泡沫痰，谨防急性肺水肿、左心衰竭并发症的发生。

案例五、造血干细胞移植患者并发急性移植物抗宿主病的护理

患者，女性，18 岁，确诊急性髓性白血病七月余。行父供女单倍体造血干细胞移植术后＋35 天，并发肠道急性移植物抗宿主病（GVHD）Ⅲ度，腹痛伴腹泻，每日排稀水样便 5～17 次，排便量 450～1800ml。肛周有一外痔，无触痛。血常规显示 WBC 2.7×10^9/L，HGB 112g/L，PLT 65×10^9/L。

【问题】

（1）肠道 GVHD 的临床表现有哪些？

（2）急性 GVHD 肠道反应的分级及表现是什么？

（3）急性 GVHD 肠道护理包括哪些内容？

【解答】

（1）肠道 GVHD 的临床表现：肠道 GVHD 常在皮疹后出现，表现为食欲缺乏、恶心、呕吐、腹泻、腹痛。腹泻是主要的临床症状，常为水样便，严重者为血水样便，可有肠黏膜脱落，伴有痉挛性腹痛，发生肠梗阻。

（2）急性 GVHD 肠道反应的分级及表现：①0 级：腹

泻量<500ml/d；②I级：腹泻量 500～1000ml/d，或持续恶心，有 GVHD 组织学证据；③Ⅱ级：腹泻量 1000～1500ml/d；④Ⅲ级：腹泻量>1500ml/d；⑤Ⅳ级：严重腹痛伴或不伴有肠梗阻。

（3）急性 GVHD 肠道护理：

1）每日观察、记录大便的性状、颜色，每日排便次数、排便量，确定肠道急性 GVHD 的程度。

2）防止肛周感染：①每次便后给予 0.025‰聚维酮碘稀释液，温水坐浴 15～20 分钟，同时肛周涂抹 2％碘仿软膏。②红外线烤灯照射肛周，每日 2 次，每次 15 分钟，保持皮肤干燥。③大量腹泻的患者臀下垫一次性看护垫，并给患者用一次性纸尿裤，保持床单位整洁；记录腹泻量时，可用家用弹簧秤计算，先将一次性看护垫或尿裤用家用弹簧秤称重，待患者腹泻后，再次称重，减去看护垫或尿裤的本身重量即可。④若患者有痔疮，每日加用中药艾草水坐浴。

3）饮食护理：①遵医嘱给予进食。②肠道 GVHD 改善至Ⅱ度时可给予易消化、半流质饮食。③给予患者严格无菌饮食，微波炉高火加热 5 分钟后食用。④向家属进行饮食健康宣教，保证食物在烹制过程中的干净卫生。⑤停止食用生冷水果，腹泻症状控制后需征得医生同意才可分次、少量从单一水果品种开始食用。

案例六、造血干细胞移植患者的肛周护理

患者，男性，33 岁，于 2003 年 6 月诊断为骨髓增生异常综合征，为行非血缘外周造血干细胞移植于 2005 年 4 月收入院。门诊医生体检：患者取截石位，肛门 9 点和 3 点处各有一个面积 1.5cm×1.5cm 的糜烂面，表面覆有黄色脓液，肛周局部充血、水肿，疼痛I级。经改良白消安（白舒非）/环磷酰胺＋抗人胸腺细胞免疫球蛋白（Bu/CY＋ATG）预处理方案后，输注组织相容性抗原完全相合的非血缘供者

外周造血干细胞。于 01 天，患者大便次数增多（4 次/天），排黄色稀糊便，白细胞计数在 0.07×10^9/L 波动。02 天腹泻未得到控制，肛周溃疡面积扩大，并向肛门内延伸；主诉疼痛加重，疼痛指数Ⅱ级。

【问题】

（1）肛周护理措施包括哪些？

（2）紫外线治疗仪照射肛周的具体方法是什么？

（3）肛周护理用药措施包括哪些？其药理作用是什么？

【解答】

1. 肛周护理措施包括：

1）防止肛周感染：①患者入层流室药浴时，护士用无菌棉签 5～6 根蘸取 0.2‰氯己定擦洗患者肛门周围，再取 1 根无菌棉签蘸取药液插入肛门 1.5cm 做环形清洁，如此重复 3 次。②早晚及每次便后用 0.5‰聚维酮碘水冲洗外阴及肛周，并涂抹 2‰碘仿软膏，每晚用 0.5‰聚维酮碘水坐浴 20 分钟。③清创后用生理盐水冲洗肛周。④紫外线治疗仪照射肛周，每日 1 次。⑤遵医嘱给予药物治疗。⑥详细记录腹泻的性状、颜色，调整饮食结构。

2）肠道功能训练：每日早餐协助患者食用肠内营养粉剂（安素）20g，作为日常营养补充。＋3 天患者排便正常后，即指导患者做床上腹部按摩运动 2 次/日，以保持大便通畅，避免由于便秘使肛周溃疡加重。

2. 紫外线治疗仪照射肛周的具体方法：使用紫外线治疗仪上直光导，插入肛门 0.5cm，照射时间由 9 秒开始递增，每日递增 1 秒，连续照射 5 天。照射过程中观察照射部位，根据照射部位的变化随时调整治疗方案。

3. 肛周用药措施包括：0.5％聚维酮碘局部消毒 3 遍，4 次/日；百安蒂杀菌刚消毒液肛周喷雾，4 次/日；康复新洗液与多济敷敷料交替于创面湿敷，4 次/日，每次 20～30 分钟。

聚维酮碘是碘与有机化合物的复合物，能从一个有作用碘的储备物中以低浓度缓慢释放出游离碘，游离碘具有明显的抗菌作用。百安蒂杀菌刚消毒液对大肠埃希菌、金黄色葡萄埃希菌、白念珠菌有杀减作用。康复新有生肌作用。多济敷敷料能为创面提供湿润、无菌环境，刺激黏膜增生，对创面起保护作用。

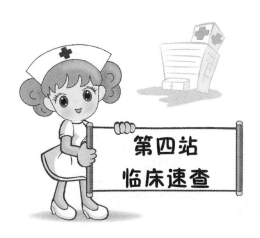

第四站 临床速查

一、肝移植部分

1. 肝移植术前、术后常用实验室检查参考值

中文名称	英文名称	参考值范围	单位
红细胞（男性）	RBC	4.0～5.5	$\times 10^{12}/L$
红细胞（女性）	RBC	3.5～5.0	$\times 10^{12}/L$
红细胞（新生儿）	RBC	6.0～7.0	$\times 10^{12}/L$
血红蛋白（男性）	Hb	120～160	g/L
血红蛋白（女性）	Hb	110～150	g/L
血红蛋白（新生儿）	Hb	170～200	g/L
白细胞（成人）	WBC	4.0～10.0	$\times 10^{9}/L$
白细胞（新生儿）	WBC	15.0～20.0	$\times 10^{9}/L$
白细胞（6个月～2岁）	WBC	11.0～12.0	$\times 10^{9}/L$
血小板	Plt	100～300	$\times 10^{9}/L$
凝血时间	TT	16～18	s
凝血酶原时间	PT	11～13	s
活化部分凝血活酶时间	APTT	32～43	s

中文名称	英文名称	参考值范围	单位
纤维蛋白原	Fb	2～4	g/L
谷丙转氨酶	ALT	5～40	U/L
谷草转氨酶	AST	8～40	U/L
总胆红素	TBIL	0.1～1.1	mg/dl
直接胆红素	DBIL	0～0.4	mg/dl
间接胆红素	IBIL	0～0.7	mg/dl
总蛋白	TP	6～8	g/dl
白蛋白	ALB	3.5～5.5	g/dl
碱性磷酸酶	ALP	20～110	U/L
胆碱酯酶	CHE	206～460	U/L
转肽酶	GGT	8～50	U/L
胆汁酸	TBA	＜10	μmol/L
钾	K	3.5～5.0	mmol/L
钠	Na	135～145	mmol/L
氯	Cl	96～106	mmol/L
肌酐	CRE	0.5～1.1	mg/dl
尿酸	URIC	2.5～7.7	mg/dl
血糖	GLU	70～110	mg/dl
尿素氮	BUN	6～20	mg/dl
肌酸激酶	CK	25～200	U/L
乳酸脱氢酶	LDH	230～460	U/L
羟丁酸脱氢酶	HBDH	80～220	U/L
钙	Ca	8.5～11	mg/dl
磷	P	2.5～5.0	mg/dl

中文名称	英文名称	参考值范围	单位
铁	Fe	40～160	μg/dl
胆固醇	CHOL	120～230	mg/dl
三酰甘油（甘油三酯）	TRIG	50～150	mg/dl
高密度脂蛋白	HDL‐C	35～70	mg/dl
低密度脂蛋白	LDL‐C	40～120	mg/dl
载脂蛋白 A_1	APOA	100～160	mg/dl
载脂蛋白 B	APOB	75～123	mg/dl
淀粉酶	AMY	＜110	U/L
糖化血清蛋白	GSP	122～236	μmol/L
腺苷脱氨酶	ADA	10.0～20.0	U/L
肌酸激酶 MB 同工酶质量	CK.MB	正常＜4.94 急性心肌梗死＞5.0	ng/ml
肌红蛋白	MYO	正常 7～76 急性心肌梗死＞90	ng/ml
血氨	NH_3	＜100	μg/dl
乳酸	LACT	5.7～22	mg/dl
尿肌酐及肌酐清除率	CRE 及 CCR	男：105±20 女：95±20	ml/min
尿淀粉酶	AMY	＜800	U/L
胸腹水乳酸脱氢酶	LDH	230～460	U/L
胸腹水淀粉酶	AMY	＜110	U/L
胸腹水腺苷脱氢酶	ADA	10.0～25.0	U/L
胸腹水葡萄糖	GLU	70～110	mg/dl
甲胎蛋白	AFP	＜5	μg/L

中文名称	英文名称	参考值范围	单位
癌胚抗原	CEA	<30	μg/L
CA19－9	CA19－9	<40	μg/L
CA125	CA125	<35	μg/L
前列腺特异性抗原	PSA	<4	μg/L

2. 肝移植术后免疫抑制剂血药浓度参考值（ng/ml）

药物	3个月内	3～6个月	6个月～1年	1～2年	2年后
他克莫司（FK506）谷值	8～12	6～10	5～8	3～5	2～5
环孢素谷值	250～350	200～300	150～250	100～200	100～150
环孢素峰值	800～1200	600～1000	500～800	300～500	200～400
西罗莫司谷值	5～8	4～6	4～6	4～6	4～6

3. 肝移植常用药物种类及副作用

药物名称	副作用
他克莫司	①感染（增加感染细菌、病毒、真菌、原虫等的可能性） ②肾损害（血肌酐、尿素氮升高，尿量减少，肾衰竭等） ③血糖代谢异常（高血糖、糖尿病） ④中枢神经系统症状（震颤、头痛、感觉异常、失眠、不安、焦虑、情绪不稳、混乱、抑郁、多梦、嗜睡等） ⑤心血管系统症状（高血压、心肌病、心动过速、心肌梗死、水肿等） ⑥电解质紊乱（高钾、低钾、低钙、低镁、低钠、高尿酸血症等） ⑦消化系统症状（恶心、呕吐、腹泻、消化不良、消化道出血、肝功能异常、黄疸等） ⑧肌肉骨骼系统症状（关节痛、肌痛、腿痛性痉挛、肌肉张力过高和痉挛） ⑨免疫抑制治疗诱发其他恶性肿瘤

续表

药物名称	副作用
环孢素	①消化系统异常（牙龈增生伴出血、疼痛，厌食，恶心、呕吐，腹痛，胃炎，胃肠炎，胃溃疡，胰腺炎等，以及可逆的血浆胆红素和肝酶明显的升高） ②泌尿系统异常（血清肌酐、尿素氮增高，肾小球滤过率降低等肾功能损害） ③心血管系统异常（高血压、缺血性心脏病等） ④神经、精神系统异常（震颤、无力、头痛、下身感觉消失、手足烧灼感、惊厥、抽搐、运动神经元病、不同程度的脑病、意识模糊、意识障碍、视听障碍、运动失调、耳聋、瘫痪、共济失调和睡眠障碍） ⑤代谢异常（血脂升高，高血糖，高尿酸，痛风，高血钾的发生或加重，低镁血症） ⑥皮肤病（多毛、痤疮、皮疹、过敏样皮肤反应、红斑、瘙痒等） ⑦肌肉骨骼系统症状（痉挛、疼痛和/或肌无力）
吗替麦考酚酯	①消化系统异常（便秘、腹泻、消化不良、恶心、呕吐、口腔念珠菌病、肝功能异常、肝炎等） ②血液和淋巴系统异常（贫血、白细胞增多症、红细胞增多症、白细胞减少、血小板减少、凝血酶原时间延长等） ③全身性表现（虚弱无力、发热、头痛、腹膜炎、感染、败血症、水肿） ④泌尿系统异常（血尿、蛋白尿、排尿困难、肾盂积水、尿潴留、肾小管坏死、泌尿系感染） ⑤心血管系统异常（高血压、心绞痛、心律失常、心房颤动、心脏停搏、充血性心力衰竭、体位性低血压、晕厥、血管痉挛、静脉压增高等） ⑥代谢/营养异常（胆红素血症、血尿素氮升高、肌酐升高、高血糖、高钾血症、低钙血症、低钾血症、低血糖、低镁血症、体重增加、体重减轻） ⑦呼吸系统异常（肺不张、咳嗽增多、呼吸困难、咽炎、胸腔积液、肺炎、哮喘、支气管炎、过度通气、气

药物名称	副作用
吗替麦考酚酯	胸、肺水肿等） ⑧神经系统异常（焦虑、意识模糊、抑郁、头晕、失眠、感觉异常、震颤、兴奋、口干、无力、嗜睡、思维异常等） ⑨肌肉骨骼系统症状（关节痛、腿部抽搐、肌肉疼痛、肌无力、骨质疏松等） ⑩特殊感觉（视觉异常、弱视、结膜炎、耳聋等）
西罗莫司	①全身性表现（淋巴囊肿，外周性水肿，愈合不良，水肿，发热，真菌、病毒及细菌感染，单纯疱疹，败血症，淋巴水肿等） ②心血管系统异常（心动过速、静脉血栓栓塞等） ③消化系统异常（腹痛、腹泻，口腔炎，胰腺炎等） ④血液系统异常（贫血、高胆固醇血症、高三酰甘油血症、血小板减少症、白细胞减少、中性粒细胞减少症、血栓形成性血小板减少性紫癜、淋巴瘤、移植后淋巴组织增生性异常、全血细胞减少症等） ⑤免疫系统异常（过敏性反应、过敏性水肿、过敏性脉管炎等） ⑥代谢/营养异常（低钾血症、乳酸脱氢酶升高、肝功能检查异常等） ⑦肌肉骨骼系统异常（关节痛、骨坏死等） ⑧呼吸系统异常（肺炎、肺部出血等） ⑨皮肤表现（痤疮、皮疹鳞状细胞癌、基底细胞癌、黑色素瘤、剥脱性皮炎等） ⑩泌尿生殖系统异常（尿路感染、肾盂肾炎、蛋白尿、肾病综合征等）

药物名称	副作用
糖皮质激素	①体液与电解质紊乱（可产生盐皮质激素作用，并且增加钙的排泄） ②肌肉骨骼系统异常（肌无力、类固醇性肌病等） ③消化系统异常（消化道出血、胰腺炎等） ④皮肤表现（妨碍伤口愈合、皮肤薄脆） ⑤神经系统异常（颅内压升高、假颅内压升高等） ⑥内分泌系统异常（月经失调、出现库欣体态、抑制儿童生长等） ⑦眼部异常（长期使用糖皮质激素可能引起后房囊下白内障、青光眼，并增加眼部继发真菌或病毒感染的机会） ⑧代谢异常（因蛋白质分解造成负氮平衡） ⑨免疫系统异常（掩盖感染、机会性感染）
达克珠单抗	①消化系统异常（便秘、恶心、呕吐、腹泻、腹痛、胃灼热、消化不良、腹胀等） ②代谢及营养异常（水肿等） ③神经系统异常（震颤、头痛、头晕等） ④泌尿系统异常（少尿、无尿、肾小管坏死） ⑤心血管系统异常（高血压、低血压、高血压加重及心动过速等） ⑥呼吸系统异常（呼吸困难、肺水肿、咳嗽等） ⑦皮肤及附属器官异常（创口愈合受损、痤疮及瘙痒、多毛、皮疹等） ⑧泌尿系统异常（肾损害、肾盂积水、尿道出血、尿道异常、肾功能不全等） ⑨呼吸系统异常（肺不张、肺充血、咽炎、鼻炎、低血氧、肺部啰音、异常呼吸音、胸水等）

续表

药物名称	副作用
抗淋巴细胞抗体	①消化系统异常（恶心、呕吐、胃部痉挛、腹泻等） ②呼吸系统异常（鼻塞、呼吸困难、胸痛、哮喘及少见的严重肺水肿等） ③发热、皮疹、单纯疱疹、白细胞下降等
IL-2受体拮抗剂	便秘、尿道感染、疼痛、恶心、外周性水肿、高血压、贫血、头痛以及高血钾

4. 常用专科医学词汇中英文对照

中文	英文
背驼式肝移植	piggyback liver transplantation
丙型病毒性肝炎	viral hepatitis type C
布加综合征	Budd-Chiari syndrome
大网膜	omentum majus
胆道闭锁	biliary atresia
胆道造影	biliary tract opacification
胆管	bile duct
胆管并发症	bile duct complication
胆管梗阻	bile duct obstruction
胆管结石	cholangiolithiasis
胆管上皮细胞	bile duct epithelium
胆管细胞癌	cholangioma
胆瘘	biliary fistula
胆囊	gallbladder

续表

中文	英文
胆汁瘤	biloma
胆总管	choledochus
动脉栓塞	arterial embolism
端侧吻合	end–to–side anastomosis
端端吻合	end–to–end anastomosis
多器官联合移植	multiple organ combined liver transplantation
辅助性肝移植	auxillary liver transplantation
腹腔出血	belly cavity bleeding
肝	liver
肝蒂	hepatic pedicle
肝动脉	hepatic artery
肝动脉盗血综合征	hepatic artery steal syndrome
肝豆状核变性	hepatolenticular degeneration
肝窦	hepatic sinusoid
肝固有动脉	proper hepatic artery
肝静脉	hepatic vein
肝门	porta hepatis
肝母细胞瘤	hepatoblastoma
肝脓肿	hepatophyma
肝衰竭	hepatic failure
肝细胞	hepatocyte
肝细胞肝癌	hepatocelluar carcinoma

中文	英文
肝小叶	hepatic lobule
肝血窦	hepatic sinusoid
肝叶	lobes of liver
肝圆韧带	ligament teres hepatis
肝总管	common hepatic duct
高尿酸血症	hyperuricemia
高脂血症	hyperlipidemia
供体	donor
骨病	bone disease
横膈	diaphragm
急性排斥反应	acute rejection
间叶性肿瘤	mesenchyme carcinoma
减体积肝移植	reduced - size liver transplantation
酒精性肝病	alcoholic liver disease
淋巴管	lymphatic
慢性排斥反应	chronic rejection
门静脉	portal vein
门静脉高压	portal hypertension
免疫抑制剂	immunodepressant
囊性腺癌	adenocarcinoma cystic
劈离式肝移植	split liver transplantation
亲属活体肝移植	living related liver transplantation

中文	英文
球囊扩张	balloon catheter technique
韧带	ligament
乳头肌功能紊乱	papillary muscles function disorder
受体	acceptor
胃十二指肠动脉	gastroduodenal artery
吻合口	anastomotic stoma
下腔静脉	inferior vena cava
腺泡	acinus
小肝综合征	small for size syndrome
新发糖尿病	new onset diabetes mellitus
胸导管	thoracic duct
血管并发症	blood vessel complication
叶间裂	fissura interlobaris
胰腺	pancreas
乙型病毒性肝炎	viral hepatitis type B
原发性胆汁性肝硬化	primary biliary cirrhosis
原发性无功能	primary nonfunction
原发性硬化性胆管炎	primary sclerosing cholangitis
原位肝移植	orthotopic liver transplantation
早期功能不良	initial poor function
支架置入	support insertion
自身免疫性肝炎	autoimmune hepatitis
纵隔	mediastinum

二、肾移植部分

1. 肾移植常用实验室检查参考值

项目	中文名称	化验项目	参考范围	单位
血液分析	白细胞	WBC	4.0~10.0	$10^9/L$
	中性粒细胞百分比	NEUT%	50~70	%
	淋巴细胞百分比	LYMPH%	20~40	%
	单核细胞百分比	MONO%	3~8	%
	嗜酸性粒细胞百分比	EO%	2~6	%
	嗜碱性粒细胞百分比	BASO%	0~1	%
	红细胞	RBC	3.5~5.5	$10^{12}/L$
	血红蛋白	HGB	110~160	g/L
	血细胞比容	HCT	37~50	%
	血小板	PLT	100~300	$10^9/L$
肝功能指标	谷丙转氨酶	ALT	1~40	IU/L
	谷草转氨酶	AST	1~40	IU/L
	转肽酶	GGT	5~54	IU/L
	碱性磷酸酶	ALP	15~112	IU/L
	总蛋白	TP	60~85	g/L
	白蛋白	ALB	35~55	g/L
	总胆红素	TBIL	1.7~25.7	$\mu mol/L$
	直接胆红素	DBIL	0~8.6	$\mu mol/L$
	胆碱酯酶	CHE	5000~13 000	IU/L

项目	中文名称	化验项目	参考范围	单位
肾功能指标	尿素	Urea	1.8~7.5	mmol/L
	肌酐	Cr	27~124	μmol/L
	尿酸	UA	101~417	μmol/L
	$β_2$ 微球蛋白	$β_2$ - MG	1.0~3.0	mg/L
	钾	K	3.5~5.5	mmol/L
	钠	Na	136~146	mmol/L
	氯	Cl	96~108	mmol/L
	钙	Ca	2.1~2.7	mmol/L
	磷	P	0.8~1.6	mmol/L
	镁	Mg	0.8~1.2	mmol/L
	二氧化碳	CO_2	19~29	mmol/L
	白/总比值	ALB/TP	52~72	%
	白/球比值	A/G	1.0~2.5	
尿常规	葡萄糖	Glu	—	
	胆红素	BIL	—	
	酮体	KET	—	
	尿比重	U - SG	1.002~1.030	
	潜血	BLD	—	
	酸碱度	PH	5~7	
	蛋白	PRO		
	胆原	URG	<3.2	μmol/L
	亚硝酸盐	NIT	—	
	白细胞	LEU	—	
	24 小时尿蛋白定量	U - PQT	<150	mg/24h

2. 常用免疫抑制药物种类及副作用

免疫抑制药物分类	代表药物	药物副作用
皮质类固醇	①氢化可的松 ②甲泼尼龙 ③泼尼松 ④泼尼松龙	①可引起水钠潴留、高血压、低钾血症和低钾性碱中毒。 ②通过抑制垂体-肾上腺轴而引起库欣综合征，表现为体重增加、满月脸、水牛背、脂肪沉积、肌肉萎缩、向心性肥胖、皮肤紫纹、易擦伤和易发生皮肤痈疖等感染性并发症 ③少数患者可在出现生理、病理负荷时发生急性肾上腺皮质功能不全 ④糖耐量减低，甚至发生移植后糖尿病 ⑤脂代谢异常，发生高脂血症、高胆固醇血症，并可在高血压的共同作用下加速动脉粥样硬化 ⑥骨代谢异常，造成骨质疏松、脱钙、无菌性坏死、病理性骨折等
抗增殖类药物	①硫唑嘌呤（依木兰）	①骨髓抑制所致的白细胞减少、血小板减少和巨幼红细胞性贫血 ②恶心、呕吐等消化道症状以及脱发 ③药物性肝损害、胰腺炎、可逆性肺炎 ④增加感染和肿瘤发生的危险性 ⑤通过抑制精母细胞分化引起胎儿异常，有明显的致畸性等

续表

免疫抑制药物分类	代表药物	药物副作用
抗增殖类药物	②吗替麦考酚酯（骁悉、酶酚酸酯）	①胃肠道副作用（腹泻、恶心、呕吐和胃肠炎等）②骨髓抑制（白细胞减少、血小板减少及贫血）③感染（更易发生病毒感染（CMV、带状疱疹病毒）④肿瘤
	③咪唑立宾（布雷迪宁）	①消化系统症状（腹痛、食欲缺乏等）②骨髓抑制（白细胞减少、血小板减少及贫血）③感染④血尿酸增高⑤急性肾衰竭（0.04%）⑥皮疹等过敏反应
	④来氟米特	腹泻、瘙痒、可逆性肝酶升高、脱发、皮疹、白细胞下降
钙调磷酸酶抑制剂	①环孢素A（新山地明）	①肾毒性②高血压③血脂代谢异常④高尿酸血症

免疫抑制药物分类	代表药物	药物副作用
	①环孢素A（新山地明）	⑤肝毒性（药物性肝损害） ⑥神经毒性（表现为肢体震颤、失眠、烦躁等） ⑦糖尿病 ⑧其他副作用（多毛、齿龈增生、痤疮、可逆性痛经或闭经、高钾血症、低镁血症以及感染和肿瘤的易感性增加等）
钙调磷酸酶抑制剂	②他克莫司（普乐可复）	①神经毒性（常见包括震颤、失眠、头痛、肢体感觉异常） ②肾毒性 ③诱发糖尿病 ④消化道毒性（表现为腹泻、恶心、呕吐） ⑤感染和肿瘤易感性增强
哺乳类雷帕霉素靶分子	①西罗莫司（雷帕鸣） ②依维莫司（山莱恩）	高脂血症、高胆固醇血症、高血压、腹泻、贫血、泌尿系统感染、关节疼痛、痤疮、血小板减少症等 高脂血症、血小板减少症

续表

免疫抑制药物分类	代表药物	药物副作用
生物性免疫抑制剂	①兔抗人胸腺细胞免疫球蛋白 其他多克隆抗胸腺细胞球蛋白（即复宁）	• 细胞因子释放综合征、过敏反应、血小板减少症、机会性感染、白细胞减少和全身感染 • 其他（血尿、关节肌肉疼痛、恶心、呕吐、腹泻和血清病样症状群）
	②抗 T 细胞单克隆抗体（OKT3）	
	③抗 IL-2 受体单克隆抗体（舒莱）	不引起"细胞因子释放综合征"
	④其他新型单克隆抗体（阿仑珠单抗、利妥昔单抗）	首剂反应、白细胞减少、贫血、自身免疫反应和罕见的凝血性疾病

3. 肾移植常用医学词汇中英文对照

中文	英文
阿昔洛韦	acyclovir
巴利昔单抗（舒莱）	basiliximab，Simulect
超急性排斥反应	hyperacute rejection reaction（HAR）
出血	bleeding
促红细胞生长素	erythropoietin（EPO）
单纯疱疹病毒	herpes simplex virus（HSV）
等位基因	allele
淀粉样变	amyloidosis
动-静脉瘘	arteriovenous fistula
C 反应蛋白	C reactive protein（CRP）
钙神经素抑制剂	calcineurin inhibitors（CNIs）
干扰素	interferon（IFN）
感染	infection
感染和炎症	infection and inflammation
高尿酸血症	hyperuricemia
高脂血症	hyper lipidemia
CsA 和 FK506 毒性	CsA and FK506 toxicity
环孢素 A	cyclosporin A（CsA）
急性排斥反应	acute rejection
急性肾小管坏死	acute tubular necrosis（ATN）
急性肾盂肾炎	acute pyelonephritis
急性体液性排斥反应	acute humoral rejection
急性细胞性排斥反应	acute cellular rejection
加速性急性排斥反应	accelerated acute rejection

中文	英文
甲状旁腺功能亢进	hyperparathyroidism
交叉配型反应	crossmatch
经皮穿刺移植肾活检	percutaneous renal graft biopsy
静脉滴注丙种球蛋白	intravenous immunoglobulin（IVIG）
巨细胞病毒	cytomegalovirus（CMV）
抗 IL‐2 受体（CD25）单克隆抗体	anti-IL-2R monoclonal antibody
抗淋巴细胞球蛋白	anti-lymphocyte globulin（ALG）
抗肾小球基底膜	anti-glomerular basement membrane
抗胸腺细胞球蛋白	antithymocyte globulin（ATG）
抗中性粒细胞质抗体	antineutrophil cytoplasmic antibody（AN-CA）
口服 CsA 后 2 小时血药浓度	C_2
冷缺血	cold ischemia
利尿剂	diuretic
连续性非卧床腹膜透析	continuous ambulatory peritoneal dialysis（CAPD）
连续性血液净化	continuous blood peritoneal（CBP）
硫唑嘌呤	Azathioprine（Aza）
麻醉	anesthesia
慢性排斥	chronic rejection（CR）
慢性移植肾肾病	chronic allograft nephropathy（CAN）
免疫吸附	immunoadsorption

续表

中文	英文
免疫应答	immune response
脑死亡	brain death
尿漏	urinary leakage
皮质类固醇激素	corticosteroids
贫血	anemia
缺血/再灌注	ischemia/reperfusion
IgA 肾病	IgA Nephropathy
肾动脉和静脉血栓	renal artery and venous thrombosis
肾动脉瘤	renal artery aneurysm
肾动脉狭窄	renal artery atenosis
肾动脉血栓	renal artery thrombosis
肾上腺皮质激素	adrenal corticosteroids
肾小球滤过率	glomerular filtration rate（GFR）
肾小球肾炎	glomerulonephritis
肾血管栓塞	renal vessel embolism
肾血流	renal blood flow
尸肾移植	cadaveric renal transplant
输尿管膀胱吻合	ureteroneocystomy
输尿管梗阻	ureteral obstruction
输尿管狭窄	ureteral atenosis
他克莫司	tacrolimus
同种异体反应	alloreactive
同种异体抗原	allogenic antigen
同种异体免疫	alloimmunization

续表

中文	英文
同种异体特异性	allospecific
B细胞	B cell
细胞因子	cytokines
腺病毒	Adenovirus（AD）
小儿肾移植	pediatric renal transplantion
心绞痛	angina
心律失常	arrhythmia
血管紧张素Ⅰ受体	angiotensin Ⅰ receptor
血管紧张素转化酶抑制药	angiotensin-converting enzyme inhibitor（ACEI）
血肌酐	serum creatinine（SCr）
血浆清除率	Clearane（CL）
血液净化	blood purification
血液透析	hemodialysis（HD）
胰岛素	insulin
移植肾破裂	rupture of transplant kidney
移植肾切除	transplant nephrectomy
移植物功能恢复延迟	delayed graft function（DGF）
移植物抗宿主反应	graft versus host reaction（GVHD）
诱导治疗	induction therapy
终末期肾病	end-stage renal disease（ESRD）
主动免疫	active immunity
自体移植	autotransplant

三、心脏移植部分

1. 心脏移植资料速查

项目		中文名称	化验项目	参考范围	单位
	血型		BT	A、B 都不凝，是 O 型； B 凝 A 不凝，是 A 型； B 不凝 A 凝，是 B 型； A、B 都凝，是 AB 型	
组织相容性测定		淋巴细胞毒性筛选试验 淋巴细胞配合试验	PRA	<5%～10% <10%	% %
	人类白细胞抗原		HLA	HLA I 类抗原的特异性取决于 α 重链，由 HLA-A、B、C 位点编码；其 β 轻链是 β₂-微球蛋白，编码基因在第 15 号染色体 上。HLA II 类抗原受控于 HLA-D 区 （包含 5 个亚区）	

续表

项目	中文名称	化验项目	参考范围	单位
	白细胞	WBC	4.0~10.0	10^9/L
	中性粒细胞百分比	NEUT%	50~70	%
	淋巴细胞百分比	LYMPH%	20~40	%
	单核细胞百分比	MONO%	3~8	%
	嗜酸性粒细胞百分比	EO%	2~6	%
	嗜碱性粒细胞百分比	BASO%	0~1	%
血液分析	红细胞	RBC	3.5~5.5	10^{12}/L
	血红蛋白	HGB	110~160	g/L
	血细胞比容	HCT	37~50	%
	血小板	PLT	100~300	10^9/L
	凝血酶原时间	PT	11~15	秒
	出血时间	BT	1~3 (Duke法) 1~6 (Ivy法)	分钟

续表

项目	中文名称	化验项目	参考范围	单位
血液分析	凝血时间	CT	2～5（毛细血管法）	分钟
	活化部分凝血活酶时间	APTT	4～14（试管法）	秒
	纤维蛋白原	Fg	21～39	g/L
	空腹血糖	GLU	2～4	mmol/L
	糖化血红蛋白	HbA1c	3.6～6.1	%
			5.89±0.9	
肝功能指标	谷丙转氨酶	ALT	1～40	IU/L
	谷草转氨酶	AST	1～40	IU/L
	转肽酶	GGT	5～54	IU/L
	碱性磷酸酶	ALP	15～112	IU/L
	总蛋白	TP	60～85	g/L
	白蛋白	ALB	35～55	g/L
	总胆红素	TBIL	1.7～25.7	μmol/L

续表

项目	中文名称	化验项目	参考范围	单位
肝功能指标	直接胆红素	DBIL	0~8.6	$\mu mol/L$
	胆碱酯酶	CHE	5000~13 000	IU/L
	尿素	Urea	1.8~7.5	mmol/L
	肌酐	Cr	27~124	$\mu mol/L$
	尿酸	UA	101~417	$\mu mol/L$
	β_2-微球蛋白	β_2-MG	1.0~3.0	mg/L
	钾	K	3.5~5.5	mmol/L
肾功能指标	钠	Na	136~146	mmol/L
	氯	Cl	96~108	mmol/L
	钙	Ca	2.1~2.7	mmol/L
	磷	P	0.8~1.6	mmol/L
	镁	Mg	0.8~1.2	mmol/L
	二氧化碳	CO_2	19~29	mmol/L

续表

项目	中文名称	化验项目	参考范围	单位
肾功能指标	白/总比值	ALB/TP	52~72	%
	白/球比值	A/G	1.0~2.5	
	葡萄糖	Glu	—	
	胆红素	BIL	—	
	酮体	KET	—	
	尿比重	U-SG	1.002~1.030	
	潜血	BLD	—	
尿、便常规	酸碱度	pH	5~7	
	蛋白	PRO	—	
	胆原	URG	<3.2	μmol/L
	亚硝酸盐	NIT	—	
	白细胞	LEU	—	
	24小时尿蛋白定量	U-PQT	<150	mg/24h

续表

项目	中文名称	化验项目	参考范围	单位
尿、便常规	大便常规	—	—	
病毒血清学	甲肝病毒抗体		—	
	丙肝病毒抗体		—	
	HIV抗体		—	
	梅毒血清抗体		—	
	CMV抗体		—	
	疱疹病毒抗体		—	
	Epstein－Barr病毒抗体		—	
	柯萨奇病毒抗体		—	
	埃可病毒抗体		—	

2. 心肌急性排异反应分级法

临床分级	新标准
0 级	无排异反应
1 级	A：局灶性血管周围或间质淋巴细胞浸润，无坏死灶 B：弥漫性轻度细胞浸润，无坏死灶
2 级	仅有一个局灶性严重浸润
3 级	A：多灶性严重浸润，有或无心肌损害 B：弥漫性严重炎性反应伴有心肌坏死
4 级	弥漫性多形核细胞浸润、水肿、出血、血管炎，伴有心肌坏死

3. 术前右心导管压力测定和判断

肺血管压力	正常值	高危值
肺动脉（PA）	平均压：5～12mmHg 收缩压：15～30 mmHg	平均压：<45 mmHg 收缩压：65～70 mmHg
肺毛细血管楔压（PAWP）	6～12 mmHg	<40 mmHg
肺动脉压力阶差（TPG）	7～10 mmHg	<15 mmHg
肺血管阻力（PVR）	0.5～1.7 Wood	<2.5 Wood

4. 免疫抑制剂的主要毒副作用

免疫抑制剂分类	代表药物	主要毒副作用
皮质类固醇	泼尼松 甲泼尼龙	• 中枢神经系统改变（抑郁或燥狂、睡眠障碍） • 诱发和加重胰岛细胞的功能损害 • 高血压、高血脂 • 长期用药会产生库欣（Cushing）综合征、多毛、痤疮、白内障、骨及肌肉病变（骨质疏松症）、感染率增加、伤口愈合延缓、胃肠道不良反应
DNA 合成抑制剂	硫唑嘌呤	• 骨髓抑制（白细胞↓、血小板↓、红细胞↓） • 贫血 • 肝功能损害（肝炎） • 胃肠功能紊乱（恶心、呕吐、腹泻） • 皮疹、脱发 • 发热 • 痛风、关节疼痛。

免疫抑制剂分类	代表药物	主要毒副作用
DNA 合成抑制剂	吗替麦考酚酯（骁悉）	• 消化系统（胃肠功能紊乱、呕吐、腹泻） • 血液系统（骨髓抑制、白细胞减少、败血症） • 神经系统（肌痛、嗜睡） • 感染 • 高尿酸血症、高血钾 • 肝功能受损
细胞因子抑制剂	他克莫司（FK506）	• 感染 • 冠状动脉的病变 • 肾功能损害 • 高血压 • 消化系统症状 • 中枢神经系统的毒性作用 • 对胰岛功能的毒性作用 • 高血压较 CsA 轻

续表

免疫抑制剂分类	代表药物	主要毒副作用
细胞因子抑制剂	环孢素 A	• 肾毒性（肾动脉收缩，急性微血管病变，慢性肾间质性纤维化） • 肝毒性 • 神经毒性 • 电解质异常（高钾血症、高氯血症、低镁、低氨血症） • 高血压、高脂血症、高尿酸血症及多毛症、牙龈增生。 • 恶性肿瘤的发病率上升
多克隆抗体	抗胸腺细胞球蛋白（ATG）	• 高热、寒战 • 荨麻疹 • 喉头水肿、呼吸困难（支气管痉挛） • 过敏性休克 • 白细胞↓、血小板↓ • 骨骼肌疼痛 • 此外，ATG 还可诱发感染，尤其是巨细胞病毒和真菌感染，如果同时应用 CsA 和硫唑嘌呤，应减少其用量

续表

免疫抑制剂分类	代表药物	主要毒副作用
单克隆抗体	莫罗单抗-CD3（OKT3）	• 高热、寒战、恶心、呕吐、头痛、食欲缺乏 • 肺水肿 • 休克 • 中枢神经系统表现（恶梦、幻觉、头痛、呕吐、癫痫发作） • 心血管系统并发症（血压↓、心率↑、心肌收缩力减弱） • 肾毒性 • 感染 • 恶性肿瘤的发病率上升

5. 心脏移植术后环孢素血药浓度指标（ng/ml）

指标	<6周	6周~6个月	7~12个月	>12个月	2年后
环孢素谷值（C_0）	300~350	250~300	200~250	150~200	100~150
环孢素峰值（C_2）	800~1200	600~1000	500~800	300~500	200~400

注：环孢素血药浓度采血方法：C_0 为晨服起药前半小时；C_2 为从口服环孢素开始记时，120 分钟后准时抽血。

6. 常用专科医学词汇中英文对照

中文	英文
阿昔洛韦	acyclovir
巴利昔单抗（舒莱）	basiliximab（Simulect）
布美他尼	bumetanide
超急性排斥反应	hyperacute rejection（HAR）
晨起口服 CsA 前半小时血药浓度	C_0
出血	bleeding
单纯疱疹病毒	herpes simplex virus
地高辛	digoxin
地塞米松	dexamethasone
毒性	toxicity
多巴胺	dopamine
恶性肿瘤	malignant tumour
二尖瓣	mitral valve（MV）
肺动脉	pulmonary artery（PA）
肺动脉瓣	pulmonary valve（PV）
肺动脉高压	pulmonary hypertension（PH）
肺动脉收缩压	pulmonary arterial systolic pressure（PASP）
肺动脉舒张压	pulmonary arterial diastolic pressure（PADP）
肺动脉楔压	pulmonary arterial wedge pressure（PAWP）
肺静脉	pulmonary venous（PV）
肺毛细血管楔压	pulmonary capillary wedge pressure（PCWP）
肺循环阻力	pulmonary resistance（PVR）
呋塞米	furosemide

中文	英文
氟康唑	fluconazole
肝	liver
肝素	heparin
感染	infection
高尿酸血症	hyperuricemia
高血压	hypertension
高脂血症	hyperlipidemia
供体	donor
环孢素 A	cyclosporin A (CsA)
激活全血凝固时间	activated clotting time (ACT)
急性排斥反应	acute rejection (AR)
急性右心衰竭	acute right-sided heart failure
交叉配型反应	crossmatch
巨细胞病毒	cytomegalovirus (CMV)
抗淋巴细胞球蛋白	anti-lymphocyte globulin (ALG)
抗胸腺细胞球蛋白	antithymocyte globulin (ATG)
口服 CsA 后 2 小时血药浓度	C_2
利尿剂	diuretic
两性霉素 B	amphotericin B
硫唑嘌呤	azathioprine
麻醉	anesthesia
吗替麦考酚酯（骁悉）	mycophenolate mofetil (CellCept)
慢性排斥反应	chronic rejection (CR)

中文	英文
免疫抑制剂	immunodepressant
脑死亡	brain death
皮质类固醇激素	corticosteroids
贫血	anemia
平均动脉压	mean arterial pressure (MAP)
平均肺动脉压	mean pulmonary arterial pressure (PAP)
人类白细胞表面抗原	human leukocyte antigen (HLA)
三尖瓣	tricuspid valve (TV)
上腔静脉	superior vena cava (SVC)
射血分数	ejective fraction (EF)
肾	renal
肾上腺素	adrenaline
食管超声	transesophageal echocardiography
受体	acceptor
他克莫司	tacrolimus
糖尿病	diabetes mellitus
体外循环	cardiopulmonary bypass
体循环阻力	systemic resistance (SVR)
西地兰（毛花苷 C）	cedilanid
B 细胞	B cell
细胞因子	cytokines
下腔静脉	inferior vena cava (IVC)
硝普钠	nitroprusside
硝酸甘油	nitroglycerin

续表

中文	英文
心肌病	cardiomyopathy
心律失常	arrhythmia
心排出量	cardiac output (CO)
心脏	heart
心脏排血指数	index of cardiac output (CI)
血肌酐	serum creatinine
血液透析	hemodialysis
血液透析	hemodialysis
胰岛素	insulin
移植物抗宿主反应	graft versus host reaction
异丙肾上腺素	isuprel
右室每搏功指数	right ventricular systolic work index (RVSWI)
右心房	right atrium (RA)
右心室	right ventricle (RV)
原位心脏移植	orthotopic heart transplantation
中心静脉压	central venous pressure (CVP)
主动脉	aorta (AO)
主动脉瓣	aortic valve (AV)
左房压	left atrial pressure (LAP)
左室每搏功指数	left ventricular systolic work index (LVSWI)
左室舒张末容量	left ventricular end-diastolic volume (LVEDV)
左心房	left atrium (LA)
左心室	left ventricle (LV)

四、造血干细胞移植部分

1. 造血干细胞移植常用实验室检查参考值

项目	中文名称	化验项目	参考范围	单位
全血细胞分析	白细胞	WBC	4.0~10.0	10^9/L
	淋巴细胞百分比	LY%	20~40	%
	单核细胞百分比	MO%	3~13	%
	中性粒细胞百分比	NE%	50~70	%
	嗜酸性粒细胞百分比	EO%	0.05~5	%
	嗜碱性粒细胞百分比	BA%	0~1	%
	有核红细胞百分数	NRBC%	—	%
	淋巴细胞绝对值	LY#	0.8~4.0	10^9/L
	单核细胞绝对值	MO#	0.12~0.8	10^9/L
	中性粒细胞绝对值	NE#	2.0~7.0	10^9/L

续表

项目	中文名称	化验项目	参考范围	单位
全血细胞分析	有核红细胞绝对值	NRBC#		$10^{12}/L$
	红细胞计数	RBC	3.5~5.5	$10^{12}/L$
	血红蛋白含量	HGB	110~170	g/L
	血细胞比容	HCT	0.36~0.54	L/L
	平均红细胞体积	MCV	82~97	fl
	平均红细胞血红蛋白含量	MCH	27~31	pg
	平均红细胞血红蛋白浓度	MCHC	337~360	g/L
	红细胞分布宽度	RDW	11.6~13.7	%
	嗜碱性粒细胞绝对值	BA#	0~0.2	$10^{9}/L$
	血小板计数	PLT	100~300	$10^{9}/L$
	平均血小板体积	MPV	7.8~11	fl
生化指标	谷丙转氨酶	ALT	0~40	U/L
	谷草转氨酶	AST	0~40	U/L

续表

项目	中文名称	化验项目	参考范围	单位
生化指标	乳氢脱酸酶	LDH	114~240	U/L
	转肽酶	GGT	0~60	U/L
	碱性磷酸酶	ALP	45~132	U/L
	总蛋白	TP	60~80	G/L
	钠	Na	135~145	mmol/L
	钾	K	3.5~5.3	mmol/L
	氯	Cl	96~110	mmol/L
	肌酸激酶	CK	24~200	U/L
	白蛋白	ALB	35~55	G/L
	尿酸	UA	214~416	Umol/L
	二氧化碳	CO_2	23~31	mmol/L
	尿素	Urea	2.9~8.3	mmol/L
	α-羟丁酸脱氢酶	HBD	95~270	U/L

续表

项目	中文名称	化验项目	参考范围	单位
	肌酐（酶法）	CRE	20~106	μmol/L
	胆固醇	CHO	2.9~6.5	mmol/L
	总胆红素	TBIL	1.7~25.7	μmol/L
	直接胆红素	DBIL	1.7~6.8	μmol/L
	三酰甘油	TG	0.45~1.7	mmol/L
生化指标	血糖	GLU	3.30~6.10	mmol/L
	高密度脂蛋白胆固醇	HDL	1.0~2.2	mmol/L
	低密度脂蛋白胆固醇	LDL	1.9~3.5	mmol/L
	磷	P	0.80~1.45	mmol/L
	钙	Ca	2.1~2.8	mmol/L
	白蛋白/球蛋白	A/G	1.5~2.5	mmol/L
尿常规	葡萄糖	Glu	—	
	胆红素	BIL	—	

续表

项目	中文名称	化验项目	参考范围	单位
尿常规	酮体	KET	—	
	尿比重	U-SG	1.002~1.030	
	潜血	BLD	—	
	酸碱度	pH	5~7	
	蛋白质	PRO	—	
	胆原	URG	<3.2	$\mu mol/L$
DIC全项	凝血酶原时间	R-PT S	9.8~13.1	s
	凝血酶原活动度	R-PT %	70.0~110.0	%
	凝血酶原国际标准化比率	R-PT INR	0.9~1.2	INR
	纤维蛋白原	FIB-C	200~400	mg/dl
	活化的部分凝血活酶时间	APTT-SS	25.4~38.4	s
	活化的部分凝血活酶时间比率	APTT-R	0.91~1.38	R
	纤维蛋白降解产物	FDP	0~5.0	$\mu g/ml$

续表

项目	中文名称	化验项目	参考范围	单位
DIC 全项	D-二聚体定量	D-Dimer	0~250	ng/ml
其他	C-反应蛋白	CRF	<7.9	mg/L
	动态红细胞沉降率	ESR	0~15	mm
	环孢素血药浓度	CSA	100~200	ng/ml
	他克莫司血药浓度	FK506	8~12	mg/L

2. 造血干细胞移植常用免疫抑制剂药物种类及副作用

药物名称	副作用
阿糖胞苷	• 造血系统：主要是骨髓抑制、白细胞及血小板减少，严重者可发生再生障碍性贫血或巨幼细胞性贫血 • 白血病、淋巴瘤患者治疗初期可发生高尿酸血症，严重者可发生尿酸性肾病 • 较少见的有口腔炎、食管炎、肝功能异常、发热反应及血栓性静脉炎。阿糖胞苷综合征多出现于用药后 6～12 小时，有骨痛或肌痛、咽痛、发热、全身不适、皮疹、眼睛发红等表现
白消安 （白舒非）	• 骨髓抑制：常见为粒细胞减少、血小板减少。严重者需及时停药 • 肺纤维化 • 皮肤色素沉着，高尿酸血症 • 性功能减退：男性乳房女性化，睾丸萎缩；女性月经不调等 • 使用高剂量后出现癫痫发作
环磷酰胺	• 骨髓抑制：白细胞减少较血小板减少常见，最低值在用药后 1～2 周，多在 2～3 周后恢复。对肝功能有影响 • 胃肠道反应：包括食欲减退、恶心及呕吐，一般停药 1～3 天即可消失 • 泌尿道反应：当大剂量环磷酰胺静脉点滴而缺乏有效预防措施时，可出血性膀胱炎，表现为膀胱刺激症状、少尿、血尿及蛋白尿，系其代谢产物丙烯醛刺激膀胱所致；环磷酰胺常规剂量应用时，其发生率较低 • 其他反应尚包括脱发、口腔炎、中毒性肝炎、皮肤色素沉着、月经紊乱、无精子或精子减少及肺纤维化等

药物名称	副作用
司莫司汀	• 骨髓抑制：白细胞或血小板减少，最低点出现在 4～6 周，一般持续 5～10 天 • 胃肠道反应 • 影响肝肾功能 • 乏力
环孢素 （新山地明）	• 较常见的有厌食、恶心、呕吐等胃肠道反应 • 牙龈增生伴出血、疼痛。牙龈增生一般可在停药 6 个月后消失 • 肾毒性，可出现血清肌酐增高、尿素氮增高、肾小球滤过率降低等肾功能损害，高血压等。慢性、进行性肾中毒多于治疗后约 12 个月发生 • 不常见的有惊厥，其原因可能与本品对肾毒性及低镁血症有关 • 引起氨基转移酶升高、胆汁淤积、高胆红素血症、高血糖、多毛症、手震颤等
兔抗人胸腺免疫球蛋白	• 全身性不良反应：寒战、发热、心跳过速、呕吐和呼吸困难 • 局部不良反应有输液处局部疼痛及末梢血栓性静脉炎 • 迟发性过敏反应：如初次使用后 7～15 日，可能会发生血清病（发热、瘙痒、皮疹伴有关节痛）。速发严重过敏反应极为罕见。常见和极严重的不良反应发生在第一次滴注后
甲氨蝶呤	• 骨髓抑制：白细胞减少、血小板减少、贫血、丙种球蛋白减少、多部位出血、败血症，这些副作用与剂量和使用时间有关 • 皮肤系统：红斑、瘙痒、荨麻疹、光敏感、脱色、瘀斑、毛细血管扩张、痤疮以及疖和痈，同时采用紫外线照射后银屑病的皮损可能会加重，还可发生脱发，但通常可再生 • 消化系统：牙龈炎、咽炎、胃炎、恶心、厌食、呕

续表

药物名称	副作用
	吐、腹泻、呕血、黑便、消化道溃疡和出血、肠炎。肝毒性可表现为急性肝萎缩和坏死、脂肪变性、门静脉纤维化或肝硬化 • 泌尿系统：肾衰竭、氮质血症、膀胱炎、血尿、卵子或精子减少、短期精液减少、月经不调、不育、流产、胎儿先天缺陷和严重的肾病 • 中枢神经系统：可发生头痛、眩晕、视物模糊、失语症、轻度偏瘫和惊厥
羟基脲	• 血液：常见白细胞减少、贫血或红细胞形态异常 • 消化系统：较常见食欲减退、恶心、呕吐。长期服用可发生口腔黏膜炎、口腔溃疡、腹泻等 • 神经系统：偶见头痛、头晕、嗜睡 • 泌尿生殖系统：偶然发生由于大量白细胞迅速崩溃而引起的血尿酸增高或尿酸性肾病 • 皮肤：可见脱发、皮肤色素沉着、皮疹、红斑

3. 常用专科医学词汇中英文对照

中文	英文
白血病	leukemia
出血性膀胱炎	hemorrhagic cystitis (HC)
单倍体造血干细胞移植	haploidentical stem cell transplantation
多发性骨髓瘤	multiple myeloma (MM)
二甲基亚砜	dimethyl sulfoxide (DMSO)
放疗	total body irradiation (TBI)
非霍奇金淋巴瘤	non-Hodgkin lymphoma (NHL)
非清髓性异基因造血干细胞移植	non-myeloablative allogeneic stem cell transplantation (NAST)

续表

中文	英文
肝静脉阻塞综合征	veno occlusive syndrome（VOD）
供者淋巴细胞输注	donor lymphocyte infusion
供者外周血干细胞	donor peripheral blood progenitor cell（PBPC）
骨髓穿刺术	bone marrow puncture
骨髓移植	bone marrow transplantation（BMT）
骨髓增生性疾病	myeloproliferative disorder（MPD）
骨髓增生异常综合征	myelodysplastic syndrome（MDS）
获得性免疫缺陷综合征	acquired immune deficiency syndrome（AIDS）
霍奇金淋巴瘤	Hodgkin lymphoma（HL）
急性白血病	acute leukemia（AL）
急性淋巴细胞白血病	acute lymphoblastic leukemia（ALL）
急性髓性白血病	acute myeloid leukemia（AML）
急性早幼粒细胞白血病	acute promyelocytic leukemia（APL）
间质性肺炎	interstitial pneumonia（IP）
经周围静脉置入中心静脉导管	peripherally inserted central venous catheters（PICC）
空气层流洁净室	lamina air flow room（LAFR）
淋巴瘤	lymphoma
慢性粒细胞白血病	chronic myelogenous leukemia（CML）
慢性淋巴细胞白血病	chronic lymphocytic leukemia（CLL）
免疫抑制剂	immunosuppressant
脐带血干细胞移植	umbilical cord blood transplant（UCBT）

续表

中文	英文
人类白细胞抗原	human leucocyte antigen（HLA）
生物安全柜	biological safety cabinets（BSC）
输血相关移植物抗宿主病	transfusion associated graft versus host disease
同基因骨髓移植	syngeneic BMT
外周血干细胞移植	peripheral blood stem cell transplantation（PBSCT）
完全缓解	complete remission（CR）
无病生存	disease free survival（DFS）
腺病毒	adenovirus（AD）
腰椎穿刺术	lumber puncture
移植物抗白血病	graft versus leukemia（GVL）
移植物抗宿主病	graft versus host disease（GVHD）
异基因骨髓移植	allogeneic BMT
荧光原位杂交	fluorescence in situ hybridization（FISH）
造血干细胞移植	hematopoietic stem cell transplantation（HSCT）
造血系统恶性肿瘤	hematopoietic malignancy
中枢神经系统白血病	central nerves system leukemia（CNSL）
重症再生障碍性贫血	serious aplastic anemia（SAA）
自身免疫性溶血性贫血	autoimmune hemolytic anemia（AIHA）
自体骨髓移植	autologous BMT